汉竹编著·健康爱家系列

老中医教你轻松瘦

武建设 主编

U0333622

江苏凤凰科学技术出版社

全国百佳图书出版单位

·南京·

图书在版编目（CIP）数据

老中医教你轻松瘦 / 武建设主编 . — 南京 : 江苏凤凰科学
技术出版社 , 2021.10
（汉竹·健康爱家系列）
ISBN 978-7-5713-1894-9

Ⅰ . ①老… Ⅱ . ①武… Ⅲ . ①减肥—中医疗法 Ⅳ . ① R212

中国版本图书馆 CIP 数据核字 (2021) 第 078744 号

凤凰汉竹

中国健康生活图书实力品牌

老中医教你轻松瘦

主　　　编	武建设	
编　　　著	汉竹	
责 任 编 辑	刘玉锋　黄翠香	
特 邀 编 辑	张　瑜　仇　双　薛莎莎	
责 任 校 对	仲　敏	
责 任 监 制	刘文洋	

出 版 发 行	江苏凤凰科学技术出版社
出版社地址	南京市湖南路 1 号 A 楼，邮编 : 210009
出版社网址	http://www.pspress.cn
印　　　刷	南京互腾纸制品有限公司

开　　　本	720 mm×1 000 mm　1/16
印　　　张	12.5
字　　　数	250 000
版　　　次	2021 年 10 月第 1 版
印　　　次	2021 年 10 月第 1 次印刷

标 准 书 号	ISBN 978-7-5713-1894-9
定　　　价	39.80 元

图书如有印装质量问题，可向我社印务部调换。

导读

想减肥，但是不想节食怎么办？

每天都运动，但就是不瘦怎么办？

节食的时候瘦了，一恢复正常饮食就反弹怎么办？

……

随着生活水平的提高，出现了越来越多的肥胖人士，也随之涌现出各种各样的减肥方法，有些人长期节食，有些人疯狂运动，还有些人吃减肥药……但这些方法往往效果不稳定或不易坚持，甚至还会给身体带来许多伤害。

中医减肥因其健康安全、标本兼治、效果持久而备受推崇。本书从中医减肥的优势、肥胖的危害、中医减肥的方法等说起，根据不同的症状表现对肥胖进行辨证分型，根据不同证型从饮食疗法、中药调理、经络穴位疗法、人体反射区疗法、生活调养等方面给出了详细的调理方法，让你痛痛快快地吃、健康康康地瘦。

测一测你需要减肥吗

现如今，许多人都以瘦为美，即便是一些体重正常的人也加入了减肥的行列。大多数减肥者过度节食；但有一些肥胖的人却不知肥胖危害，暴饮暴食；这两种生活方式都是不健康的。所以，在减肥之前要测一下自己是否真的肥胖，肥胖程度如何。下面介绍几种自我测量方法供大家参考。

体重、身高测定法

体重、身高测定法简单实用，许多养生馆、减肥中心或美体塑形中心都会采用此法。

一、实际体重

测量实际体重时最好是在吃早饭前，排空大小便，同时穿着尽量要少。

二、标准体重

成年人标准体重计算公式：

标准体重（千克）=[身高（厘米）−100]×0.9

三、肥胖度

肥胖度计算公式：

肥胖度（%）=[（实际体重 − 标准体重）÷ 标准体重]×100%

肥胖度分级	肥胖度（%）
超重	超出标准体重的 10%
轻度肥胖	超出标准体重的 20%~30%
中度肥胖	超出标准体重的 30%~50%
重度肥胖	超出标准体重的 50% 以上

体重指数测定法

BMI 是 Body Mass Index 的简称，翻译成中文即是身体质量指数。它是目前国际上常用的体型判断指标，被世界多国广泛采用。

一、体重指数 BMI

计算公式：

$$BMI = 体重（千克）\div 身高（米）^2$$

二、BMI 值的肥胖分级

WHO[①]标准	中国参考标准	BMI 值分类
18.5~24.9	18.5~23.9	体重正常
≥ 25	≥ 24	超重
25~29.9	24~26.9	偏胖
30~34.9	27~29.9	Ⅰ级肥胖
35~39.9	30~39.9	Ⅱ级肥胖
≥ 40	≥ 40	Ⅲ级肥胖

不同的人种，同样的 BMI 可能代表的肥胖程度不一样，为此制定了中国参考标准。

① WHO 为世界卫生组织的缩写。

皮下脂肪厚度测量法

测量皮下脂肪厚度可以用来估算人体皮下体脂含量的百分比，以判断肥胖程度，也就是说，揪起身上一块肉，就知道自己胖不胖了。人体脂肪总量的 1/2~2/3 储藏在皮下，测量皮下脂肪厚度有一定代表性，且方法简单，可重复。

一、简单测量法

将拇指、食指相距 3 厘米左右，捏起皮褶，其厚度则大致为脂肪厚度。分别在腹部、腰部、臀部检查，超过 2.5 厘米则为肥胖。

二、具体测量法

测量部位

一般为后背的肩胛下角部、手臂的肱三头肌部、腹部、髂部及大腿部等。常用的测量部位是肱三头肌部和肩胛下角部。

测量方法

测量常用器材为皮褶厚度仪。被测量者自然站立，暴露身体的测量部位。测量时，检查者右手持测量仪，左手拇指、食指指距 3 厘米，以指腹捏起测量部位的皮肤及皮下组织，轻轻捻动皮褶，使之与肌肉分离，将测量仪两钳头置于手指下方夹住皮褶，待测量仪指针稳定后立即读数。测量皮褶厚度时，其读数允许误差应小于 0.1 厘米。

评判标准

一般建议揪肩胛骨下角部和上臂外侧肱三头肌两个部位。肩胛骨下角处位于背部左肩下和右肩下。如果两者之和男性大于 51 毫米，女性大于 70 毫米，就可以认为是肥胖。

腰围、臀围比值法

腰围、臀围比值法是用腰围和臀围的比值来判定是否肥胖并分型。对表示上身、下身脂肪分布及腹腔内脂肪分布均有意义。

腰围、臀围的测量

腰围：被测者站立，双脚分开 25~30 厘米，让体重均匀分配。然后测量肚脐上 1 厘米处，在呼气之末，吸气未开始时测量，用没有弹性的软尺水平绕一周即可。

臀围：以臀部最突出的部位（通常是通过股骨粗隆水平的经线）为测量部位。用没有弹性的软尺水平绕一周即可。

腰围、臀围比（WHR）

WHR = 腰围 / 臀围

腰围及 WHR 的意义

腰围

世界卫生组织规定：亚太地区男性腰围 ≥ 90 厘米，女性腰围 ≥ 85 厘米即为肥胖。一般中国人男性腰围 >85 厘米，女性腰围 >80 厘米为肥胖。

WHR 的意义

国外 WHR：男性 >1.0，女性 >0.85 即为肥胖；WHR 高者多为腹部肥胖；WHR 低者多属四肢肥胖。一般中国人 WHR >0.72 为肥胖。

5 类常见体型

　　人的体型大致可分为 A、V、O、H、X 五种类型，其中，V 型、A 型、O 型是需要进行瘦身的体型。瘦身之前，首先要知道自己是哪种体型，是否属于需要瘦身的类型，这具有非常重要的意义。

类型	特点
V 型	V 型又称"苹果型"。脂肪主要堆积在背部、手臂及腹部，看起来上半身壮，下半身瘦，像一个苹果
A 型	A 型又称"梨型"。脂肪主要沉积在腰部及大腿，胯部和臀部宽或腿粗，下半身胖，似梨型
O 型	O 型又称"水桶型"。脂肪肥厚且集中在胃部以下，犹如"水桶"，整体看像一个洋葱
H 型	H 型又称"直筒型"。肩膀、胯部宽，胸部相对平，上下一样宽。三围曲线变化不明显，多表现为胸部、腰部、臀部尺寸相近
X 型	X 型又称"S 型"。身材 S 曲线在上半身和臀部起伏很大，腰部显得非常纤细。丰满的胸部和圆润的臀部，细长的手臂和双腿，堪称完美的体型

中国人典型肥胖特点

不同人种之间存在体脂分布的差异。中国式肥胖的相关因素涉及遗传、膳食、运动和环境等多个方面。对中国人来说，体型可能要比肥胖本身更能揭示出身体的健康状况。中国人肥胖的体型往往还没有达到和欧美国家人种肥胖的体型时，或许就已经出现慢性疾病了。

中国人的脂肪更倾向于堆积在深皮下脂肪组织和内脏脂肪组织中，而这两种脂肪组织大部分在躯干和腹部，由此形成了苹果型肥胖，又叫中心型肥胖，这就是中国人典型的肥胖特点。欧洲人的脂肪更倾向于堆积在表皮皮下脂肪组织中，而表皮皮下脂肪组织遍布全身，尤以腿部多，由此形成了梨形肥胖，又叫周围性肥胖。

需要注意的是，体重超标不一定就是肥胖。例如肌肉健硕的健美运动员或举重运动员，其肌肉组织占人体的比重远超过常人，很有可能是超重者，但若其体内脂肪不多，就不能称为肥胖者。而且，每个人肥胖的原因不同，有的人是由膳食结构不合理导致的，这类人可以通过调理饮食结构达到瘦身的目的。而有的人属于继发性肥胖或是遗传性肥胖等类型，则不适宜单纯依靠调整饮食来达到瘦身效果。所以在做完以上小测试后，还需根据个人具体情况来进行综合判断，制订符合自身情况的减肥方案。

目录

第一章 中医讲肥胖

第二章 化痰祛湿，一身轻松

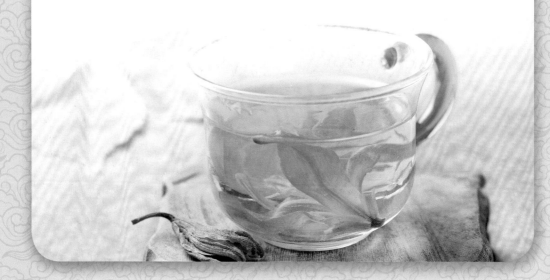

第三章 补气养血，促进代谢

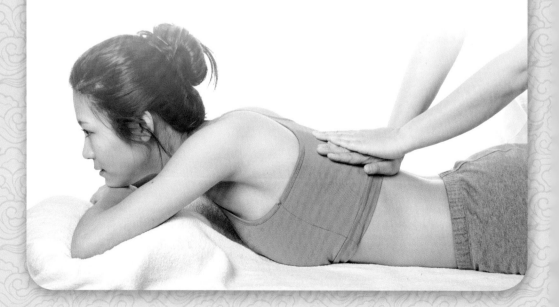

第四章 疏肝和胃，运化通畅

第五章 健脾补肾，温阳化湿

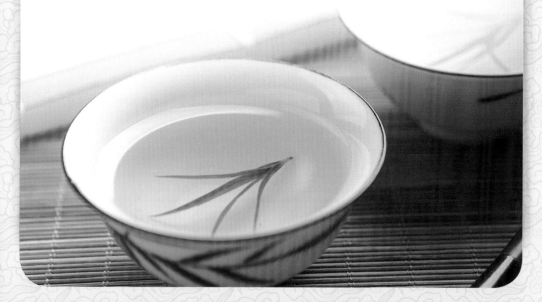

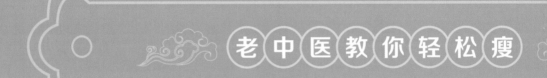
老中医教你轻松瘦

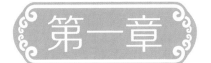

第一章

中医讲肥胖

中医认为，肥胖与个人体质密切相关，由于各种原因导致人体内的垃圾排泄不出去，造成身体代谢的负担，需要及时把它清走才行。本章从肥胖的危害、引起肥胖的原因、中医对肥胖的分型、中医减肥的方法等方面入手，帮助人们认识和了解肥胖。

中医如何理解肥胖

中医减肥有哪些优势

如今，回归自然、追求自然已经成为潮流。中医有着几千年的历史，其理论汲取自阴阳五行这一朴素的自然规律，其方法更与自然密切相关；内服的是自然界生长的药用植物，而采用的技法亦是代代相传承的行之有效的济世之法。《灵枢·岁露论》中说："人与天地相参也，与日月相应也。"这就是告诉我们，必须天人合一，和自然界保持一致。遵循自然，用中医方法减肥，就是用自然之法重塑人们的自然之美。

中医减肥 4 大优势

现如今，人们减肥也已经不再那么盲目了。安全、健康的减肥方法更容易获得大家的认可。中医减肥以其安全、标本兼治等优势，受到许多人的青睐。

中医减肥优势解析	
优势	原因
标本兼治	中医治病必求于本，对于肥胖症也不例外。从根本上说，肥胖症的发生是阴阳平衡遭到了破坏，阴阳的偏盛偏衰代替了正常的阴阳消长。正如《素问·阴阳应象大论》所说："阴盛则阳病，阳盛则阴病。"以"协调阴阳，促进阴平阳秘"的原则来治疗肥胖症，在减肥取得疗效后，一般与其相伴随的其他病症如月经不调、气短、乏力、嗜睡等症状也自然会得到缓解和纠正
安全可靠	中医减肥非破坏性减肥，不会因为过度节食而造成营养不良，不会发生吃减肥药后容易出现的如头晕、腹泻、呕吐等不良反应
效果持久	通过中医减肥治疗一段时间后，体重即稳定在一个健康水平，因此，治疗效果巩固、持久、不易反弹
适用人群广泛	中医减肥讲究辨证，根据肥胖的不同特征，将肥胖分为常见的痰湿型、气血两虚型、肝郁胃热型、脾肾阳虚型4种，不论是哪种类型的肥胖，都可以用中医的方法辨证施治

中医减肥的原理

中医减肥在治疗过程中，通过食疗，中药调理，刺激经络穴位、人体反射区，运动锻炼等方法，对肥胖人群的神经和内分泌功能进行调整，一方面能够抑制肥胖人群亢进的食欲，减少进食量，同时抑制其亢进的胃肠消化吸收功能，减少机体对能量的吸收，从而减少能量的摄入；另一方面可以促进能量代谢，增加能量消耗，促进脂肪分解，最终达到减肥的目的。

小贴士

减肥注意事项

1.患有严重疾病者，不宜盲目减肥。

2.心脏功能较差，如有使用心脏起搏器的人，不宜盲目减肥。

3.具有出血倾向疾病，比如凝血机制障碍、血友病等，不宜盲目减肥。

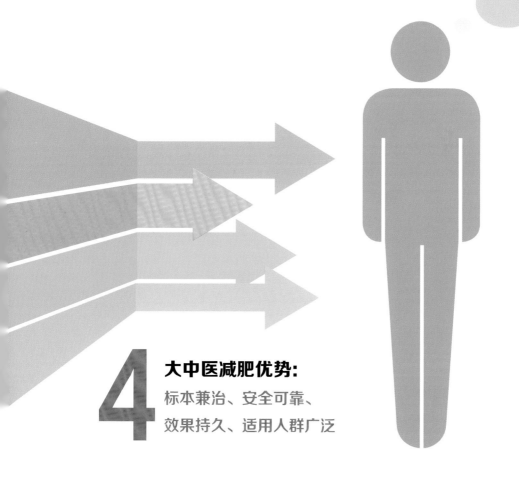

4大中医减肥优势：
标本兼治、安全可靠、效果持久、适用人群广泛

肥胖会带来哪些危害

经常有人打趣说，"一白遮百丑，一胖毁所有。"从健康的角度来说，肥胖影响的不仅仅是外表，还会对身体造成危害。

肥胖的 4 大危害

随着生活水平的提高，肥胖人群越来越多。许多人认为胖一点儿无所谓，其实肥胖带来的危害是很大的，比如容易导致心脏负荷加重，引发腰酸背痛、关节痛，造成内分泌及代谢紊乱，致使呼吸功能不全等，这些都会威胁到人体健康。

肥胖的危害解析	
危害	原因
加重心脏负荷	肥胖与心脏的关系十分密切，特别是当体重逐渐增加时，心脏的负担也在逐渐加大。若同时伴有高血压、动脉粥样硬化，则会进一步加重心脏负担，产生心悸、气促、胸闷，甚至心力衰竭
引发腰背痛及关节痛	肥胖者过重的身体负担，会使骨关节过早出现老化，关节磨损，骨面之间的挤压刺激也明显大于体重正常者，往往引起骨关节病变，导致腰背痛、关节痛
造成内分泌及代谢紊乱	肥胖易导致人体内分泌及代谢紊乱，并发糖尿病、高血压、动脉粥样硬化以及闭经、不孕、阳痿等疾病
致使呼吸功能不全	肥胖易致使呼吸功能不全，比如通气不足综合征，该病是一种特殊类型的肺心病。表现为明显肥胖、嗜睡、打鼾、心脏负担加重、左心室肥厚，逐渐出现充血性心力衰竭。其原因为身体肥胖、脂肪过量、腹壁增厚、横膈抬高、肺泡通气不足，以致继发性红细胞增多，形成慢性肺心病

肥胖会导致女性不孕吗

身体肥胖的女性皮下脂肪比较多，这样更容易刺激子宫内膜引发月经不调、内分泌紊乱或者是甲状腺功能低下等疾病，而这些疾病是影响女性不孕的主要原因。一般来说，严重肥胖对怀孕可能会有一定影响，但不一定就导致不孕。

小贴士

肥胖者要注意护理皮肤

肥胖者多患有内分泌失调，由此会导致多种皮肤疾病的产生：暗疮、多汗症及皮肤粗糙等。此外，由于肥胖者易出汗，故乳房、腋下易发生擦烂性皮炎；而大腿内侧和腹股沟由于通气性差和摩擦，易发生糜烂、湿疹等。

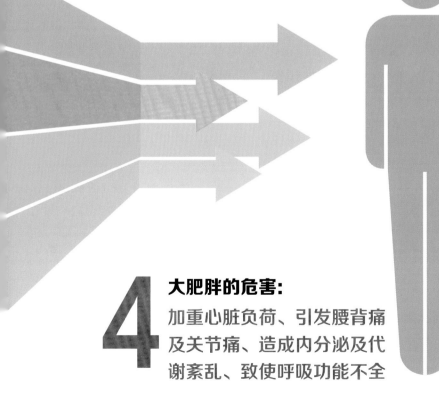

4 **大肥胖的危害：**
加重心脏负荷、引发腰背痛及关节痛、造成内分泌及代谢紊乱、致使呼吸功能不全

减肥有哪些常见误区

拥有苗条健康的身材是很多人的追求，不少人急于求成，想尽各种办法减肥，但是减肥存在很多的误区，可能让你减肥不成反增肥。那么，一起来看看减肥有哪些误区吧，拒绝无效减肥。

4 大减肥误区

对于减肥人群来说，找对方法非常重要，如果听信一些错误的减肥方法，如不吃主食、少喝水、拒绝摄入脂类食物、用水果代替正餐等，就很难达到减肥的效果，甚至会越减越胖。

减肥的误区解析	
误区	**原因**
不吃主食	很多人认为，米、面等主食，含有大量的淀粉，吃了容易让人发胖，所以很多减肥的人基本只吃菜，而不吃主食。但是这样的减肥方法并不正确，一旦减少主食摄入，人体的激素分泌会受到影响，特别是女性，容易出现月经不调，严重的甚至会危害身体健康
用水果代替正餐	用水果代替正餐虽然能收获一定的成效，部分人确实能够瘦下来，但这种减肥方法是不被推荐的。因为，水果里面含有果糖和葡萄糖，被人体吸收后会转化成肝糖和脂肪，所以，用水果代替正餐，对于部分人群不仅不会达到减肥的目的，反而有增肥的可能
少喝水	人的各种生理活动都需要水，水可以将血液中过多的钠排出体外，可以促进血液中的胆固醇和中性脂肪顺利分解，还可以带给人饱腹感，能从多个方面起到瘦身的作用。所以，身体一旦缺水，血液会变得浓稠，有害物质无法借由水排出体外，转而堆积在体内，营养物质的输送也会变得缓慢，影响新陈代谢，反而会愈加肥胖
拒绝脂类食物	有些人减肥期间只吃水煮菜，不吃炒菜，就怕摄入油类增加肥胖的风险。其实，油类虽然属于脂肪，但是有些油脂不但不会增加体脂还能促进自身体脂消耗。所以，真正应该限制的是反式脂肪（例如煎炸食品、深加工食品）和饱和脂肪（肥肉）的摄入，而非盲目拒绝任何种类的食用油

运动强度越大，瘦得越快吗

运动分为有氧运动和无氧运动，无氧运动是指人体肌肉在无氧供能代谢状态下进行的运动，大部分是负荷强度高、瞬间性强的运动；有氧运动是指人在氧气充分供应状态下进行的运动，是负荷强度低、持续时间较长的运动。

当人们长时间进行有氧运动时，体内糖提供的热量远不能满足需求，就会让体内脂肪经过氧化分解，产生热量供人体使用，从而达到减肥的效果。人处于减肥期间，多多少少会有些疲劳无力，从安全角度考虑，不建议减肥期间做剧烈的无氧运动。

小贴士

为什么不能吃减肥药减肥

有些想瘦身的人选择吃减肥药。但是药物减肥并不是安全的减肥方式。很多减肥药中含有泻药成分，服用后会出现呕吐、腹泻等症状，身体排泄失去大量水分，体重自然就会下降。但这种方法减掉的是水分而不是脂肪，不但达不到减肥的效果，还会影响身体健康。

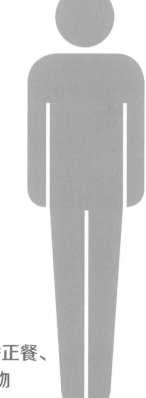

4 大减肥误区：
不吃主食、用水果代替正餐、少喝水、拒绝脂类食物

为什么瘦不下来

有些人，饮食也控制了，运动也加强了，就是瘦不下来；更有甚者，限食、剧烈运动，折腾一通以后，不仅没有瘦，反而更胖了。为什么会这样呢？限制饮食和增加运动量的确是减肥的基础，但并不是少吃和多动就能减肥成功。除了限制饮食和增加运动量，身体的循环代谢状况也是减肥成功与否的关键。

瘦身不成功的 3 大因素

减肥时不要只是关注减肥的方法，还要设法调整好身体的循环代谢状况。瘦不下来的因素有很多，一般有高热量饮食、压力过大、睡眠不足 3 大因素。让我们一起看看这 3 大因素是如何影响瘦身的吧！

瘦身不成功的因素解析	
生活习惯	**原因**
高热量饮食	减肥很难，胖起来却很快，受到饮食影响的居多。很多人在减肥的过程中虽然吃得少，但是吃的多是高热量的食物，而摄入过多的热量没能消耗掉，就会愈加肥胖。如果想要有效减肥，就要注意严格忌口，不要总是大量摄入高糖、高脂肪食物
压力过大	压力和肥胖是会互相影响的，目前已经有许多研究都证实了这一点。当身体处于慢性压力下时，会释放出一种称为皮质醇的激素，导致血糖异常增高。若是皮质醇释放过多也会出现许多问题，可能导致腰部脂肪堆积。同时，压力太大会引起情绪化饮食，导致暴饮暴食，摄入过多热量
睡眠不足	睡眠不足也容易导致肥胖。很多人一直认为肥胖是由于饮食不当或者缺乏运动造成的，而忽视了生活作息习惯这个因素。生活作息习惯紊乱，昼夜颠倒或者睡眠严重不足，会导致内分泌紊乱，进而导致肥胖。如果睡眠长期不足，精神压力就会变大，同样也会导致肥胖。肥胖人群一定要保持一个良好的生活作息习惯，才可以尽量改善肥胖

为什么只吃素食还是不瘦

　　许多人认为减肥就是要多吃素，不吃肉，吃得越素，瘦得越快。其实，吃素并不能保证饮食的低热量、低脂肪。有些人吃素食时，喜欢多油、多盐、多酱的烹饪方式，以增加食物口感，这样一来不但起不到减肥作用，反而还会提高食物的热量，吃多了这样重口味的素食，也有增加肥胖的风险。

小贴士

减肥也可以适量吃肉

肉类食物中的蛋白质是人体所需要的各种营养素的核心。减肥期间可以吃鱼、鸡胸脯肉等高蛋白、低脂肪食物，烹饪的方式尽量以水煮、清蒸为宜。

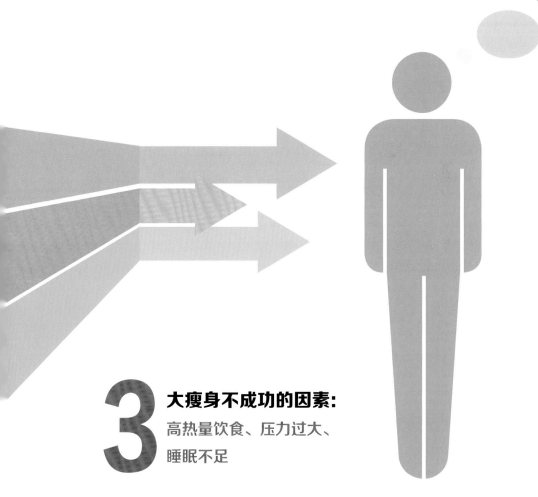

3 **大瘦身不成功的因素：**
高热量饮食、压力过大、睡眠不足

肥胖是怎么发展来的

哪些因素容易引起肥胖

肥胖不仅让人少了几分形体美的自信，还会让人觉得有气无力，甚至会引起胃肠方面和血压方面的一些慢性疾病。一起来看一下，容易引起肥胖的因素有哪些。

容易引起肥胖的 3 大因素

如果没有查清肥胖的原因就疯狂地节食、运动，那就是白费力气。容易引起肥胖的原因，除了先天遗传之外，后天饮食不节、劳逸不当等也是至关重要的。一起来了解一下这几种因素是如何造成肥胖的。

容易引起肥胖的因素解析	
因素	病机
先天禀赋	先天禀赋是造成肥胖的重要原因。先天禀赋不足，素体脾胃虚弱、脾气亏虚，脾脏的功能活动减弱，水液代谢受到影响而发生紊乱，最终酿成痰湿，储藏于肌肤，日积月累，形成肥胖。这与现代医学所指出的肥胖有遗传倾向相吻合
饮食不节	造成肥胖的原因主要是饮食不节。一方面是因饮食偏嗜，嗜食膏粱厚味；另一方面是因饮食过度，超出脾胃运化范围，使水谷不能化生为精微物质，痰湿内停，逐渐导致肥胖。人们进食的多少是依靠饥饿感和饱食感这两种主观感觉来进行调节的，有了饥饿感就促使人们进食，过多进食就容易造成肥胖
劳逸不当	过劳或过度安逸可以导致气虚，膏脂内生，引起肥胖。过劳包括久坐、工作压力大、睡眠不足、饮食不规律；过逸包括体力过逸和脑力过逸。当体力活动减少或随着年龄的增长，肌肉活动及新陈代谢率逐渐降低时，食量没有相应地减少，热量的摄入多于消耗，便逐渐形成肥胖。生活过逸而又未能坚持体育锻炼的人常常会导致气滞饮停，痰浊内生，代谢紊乱，出现肥胖

肥胖和年龄、性别有关

"年四十，而阴气自半也，起居衰矣。年五十，体重，耳目不聪明矣。"中年以后，人体活力由盛转衰，代谢功能也逐渐低下，这时水湿不运，痰瘀渐生，以致身体肥盛，加之少于运动，饮食不节，故身体日益发胖。

女性肾气之衰退较男性要早，而寿命又较男性要长。中医学认为，肾气不足，不能化气行水，可致湿浊内聚。

小贴士

肥胖者要保证充足睡眠

科学研究表明，每天睡眠不足 7 小时的人比睡眠正常的人更容易肥胖。这可能是因为睡眠不足影响了新陈代谢，使刺激食欲的激素水平增加，同时使产生饱胀感的激素水平降低。所以肥胖人群更要保证充足的睡眠。

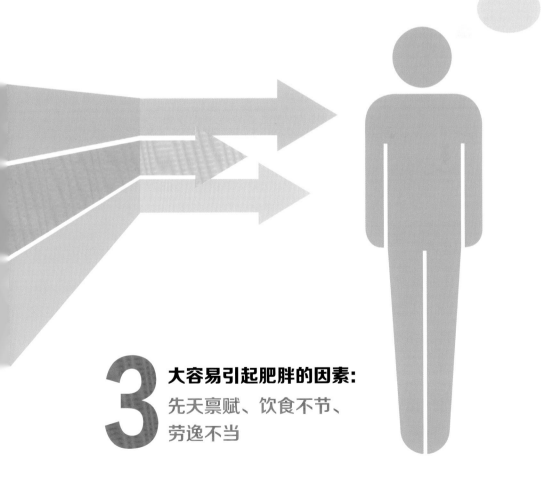

3 大容易引起肥胖的因素：
先天禀赋、饮食不节、劳逸不当

人的一生有哪些时期容易肥胖

　　人一生中并不是每个时期都容易发胖的。绝大多数人发胖的时期是青春期、中年期、更年期。如能把握这些时期，加以防范，肥胖便无机可乘。

3 个容易发胖时期

　　青春期、中年期、更年期这几个时期，人体的激素会发生一些较大的变化，从而引起内分泌代谢紊乱，易形成肥胖。另外，女性孕期和产后由于各方面原因，身体脂肪堆积，肥胖率也很高。一起来看看 3 个不同时期容易引起肥胖的原因。

易发胖时期解析	
易发胖时期	**发胖原因**
青春期	进入青春期后，女性的卵巢、男性的睾丸的功能异常活跃，性激素分泌旺盛。男子的主要性激素睾酮促使身体内蛋白质合成肌肉，体重增加。女子的主要性激素雌激素会较大程度地影响脂肪代谢，使皮下脂肪含量显著增加，引起肥胖。进入青春期后，过重的学习压力也会影响孩子们的运动时间引起发胖
中年期	人到中年，女性的卵巢与男性的睾丸功能进入全盛时期，性激素保持相当的水平，它们直接影响人体蛋白质和脂肪的代谢，易导致人发胖。另外，这个时期运动量骤然减少，饮食上不加注意，也会导致人发胖
更年期	女性 45~55 岁，男性 40~55 岁，这段时间虽说卵巢或睾丸功能衰退，但是指挥卵巢、睾丸工作的内分泌腺——脑垂体会大量分泌促性腺激素，以致打乱了体内性激素的平衡，同样也会影响脂肪代谢，造成身体代谢紊乱，由此导致肥胖

如何预防肥胖

在容易变胖的几个时期，要提前预防肥胖。首先一定要养成良好的饮食习惯，其次还要加强锻炼。肥胖不是一天两天就出现的，所以平时也要多加关注自己的体重，每隔一段时间就测量一下体重，发现变胖的迹象马上开始瘦身计划。

小贴士

青春期减肥会影响发育吗

青春期减肥，如果方法不正确，比如过度节食、吃减肥药等，不但会影响发育，还可能造成内分泌失调。可去医院就诊，在专业医师指导下减肥。

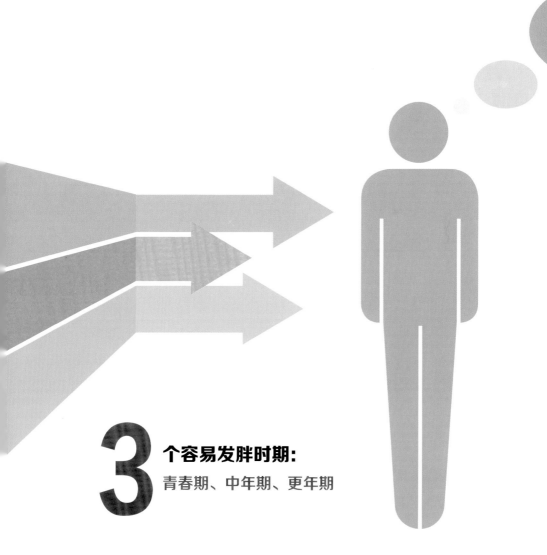

3 个容易发胖时期：

青春期、中年期、更年期

哪些人容易肥胖

肥胖不只让人对自己的身材不满，还会出现高血脂、高血压等疾病，所以一定要引起重视，那么哪些人是容易肥胖的高危人群呢，一起来了解一下，防患于未然。

容易肥胖的 4 类人群

观察周边，你可能会发现，有的人吃一点儿就会胖，而有的人怎么吃都不会胖，为什么有的人很容易长胖呢？容易长胖是什么原因导致的？不同的人群原因不同，下面详细解释一下，看看你是否属于其中一种。

容易肥胖的人群解析	
人群	**原因**
儿童	大部分儿童的饮食由父母控制，但是有很多父母缺乏足够的营养学常识，担心儿童营养不够，经常让孩子进食各种营养丰富的食物，很容易导致营养过剩，使儿童体重增加
运动员或爱运动的人	运动员或爱运动的人，一旦停止运动就容易发胖。这并不是运动使他们发胖，而是突然停止运动后，饮食习惯没有随之改变，饮食量仍然较多，造成体内热量过剩，转变成脂肪在皮下堆积，逐渐导致肥胖。有些重体力劳动者，改变工种后，体力活动显著减少，引起发胖，也是这个原因
产妇	妊娠时子宫增大，腹壁肌肉扩张，分娩后腹壁松弛，腹肌失去弹性，也容易使脂肪沉积，加上哺乳期为使乳汁增多，一般多喝汤类、多吃含蛋白质、脂肪丰富的食物，而产后又缺少运动，所以容易发胖
经常饮酒的人	饮酒能增加人的热量摄取，饮酒后吸收的乙醇在胃肠道内很容易被吸收，进入人体后，大部分在组织内氧化而释放大量热量。常饮啤酒更容易发胖，啤酒含乙醇量虽少，但糖分和氨基酸含量很丰富，热量高，素有"液体面包"之称，加上啤酒沫有爽口的苦味，能刺激消化腺分泌，增加食欲，也会导致肥胖

经常熬夜会引起肥胖吗

经常熬夜会影响我们的生物钟，从而影响新陈代谢。新陈代谢速度降低就会影响体内热量的消耗速度，人体就会有很多物质不能代谢出去，而存积在身体内，就会慢慢发胖。另外，熬夜的时候，许多人还喜欢吃烧烤等宵夜，这样更会导致发胖。

小贴士

肥胖者尽量不要久坐

许多人长期坐办公室内，身体的血液循环不顺畅，致使血液集合在腹部、腿部、臀部等部位，长期下来，这三个部位就很容易长赘肉。

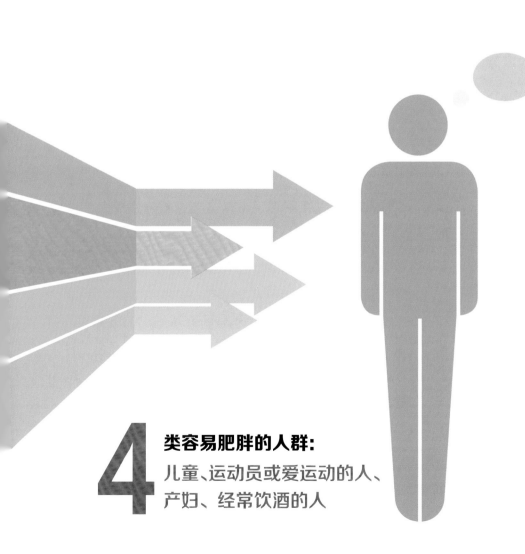

4 类容易肥胖的人群：
儿童、运动员或爱运动的人、产妇、经常饮酒的人

中医对肥胖的分型

从中医角度认识肥胖

肥胖是指一定程度的明显超重与脂肪层过厚，是体内脂肪，尤其是甘油三酯积聚过多而导致的一种状态。由于食物摄入过多或机体代谢的改变而导致体内脂肪积聚过多造成体重过度增长并引起人体病理、生理改变或潜伏。中医对肥胖症早有认识，《黄帝内经》中就记载了有关肥胖的成因、证候、危害性等内容，此后历代医家对肥胖的病因病机、证候、治疗方法等进行了进一步探讨。其治疗方法发展至今，融入现代医学，成为古为今用的中医减肥法。

3大类肥胖类型

《医学源流论》说："凡人之所苦，谓之病。所以致此病者，谓之因。"因，就是致病的病因和机制。肥胖症亦不例外，根据其病因、病机一般将其分为3个类型：单纯性肥胖、继发性肥胖和药物引起的肥胖。

肥胖的类型解析	
肥胖类型	**常见病因**
单纯性肥胖	单纯性肥胖是肥胖症中常见的一种，多无明显的内分泌紊乱和代谢障碍性疾病，但多与年龄、遗传、生活习惯和脂肪组织特征等因素有关。这类肥胖者全身脂肪分布比较均匀，身体结实，根据其发病年龄及脂肪组织病理又可分为体质性肥胖和营养性肥胖两种
继发性肥胖	继发性肥胖是由神经－内分泌－代谢紊乱而引起的肥胖，肥胖只是其临床表现之一。对于此类肥胖者的治疗，主要治疗原发病，原发病一旦治愈，则其肥胖症随之而愈
药物引起的肥胖	患者在治疗某种疾病时，由于药物的副作用而引起的肥胖。一般说，当此药物停止使用后，肥胖症状即可自行缓解；但如果该药物需长期使用，也会造成顽固性肥胖

适合中医减肥的类型

上述 3 种类型肥胖中，单纯性肥胖症是指脂肪积聚过多，当进食热量超过消耗量，多余的物质转化为脂肪，而脂肪又不能被充分利用，沉积于人体各组织及皮下，致使体重超过标准体重，这类肥胖者全身脂肪分布比较均匀，既没有明显的内分泌紊乱，也无代谢障碍性疾病，适于用中医减肥。而继发性肥胖和药物引起的肥胖则不适于用中医减肥。

小贴士

其他类型肥胖疗法

继发性肥胖：由原发性疾病引起的肥胖。因这样的肥胖是原发性疾病引起的，需要先治疗原发病。

药物引起的肥胖：许多药物副作用会使体重增加，但不可因怕引起肥胖，而自行减少或停止药物，以免耽误原发病治疗。

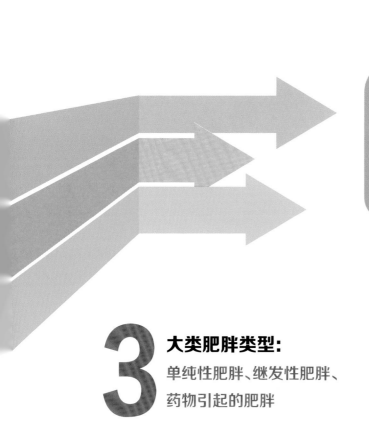

3 **大类肥胖类型：**
单纯性肥胖、继发性肥胖、
药物引起的肥胖

肥胖的中医分型

中医对肥胖的认识，在古医籍中早有记载，发生原因与"湿""痰""虚"有关，故谓"肥人多湿，肥人多痰，肥人多气虚"。辨证是中医的特点和精髓，肥胖症可以中医理论为指导，将不同临床症状进行辨证分型，并提出相应的治疗方法。中医减肥是将古老的医疗方法用于减肥，是返璞归真，具有其自身的优势和特点。

4 大肥胖证型

中医将肥胖分为常见的痰湿型、气血两虚型、肝郁胃热型、脾肾阳虚型四种。不同的证型症状和病机不同，只有在减肥之前分清自己是哪种肥胖类型，然后找到有针对性的减肥方法，才能收到满意的效果。

不同肥胖证型解析		
分型	症状	病机
痰湿型	体态肥胖、腹部肥满、四肢浮肿、身重如裹、容易困倦、面色淡黄、面部油腻长痘、舌体胖大、舌苔滑腻、大便不成形	多因痰湿困脾，气机不畅
气血两虚型	极易疲劳，动则汗出、气喘、怕冷、易感冒，小便少，眼睑水肿，面色无华，心悸气短，腹大胀满，舌质淡红、舌体胖大、边有齿痕、舌苔白腻或白滑	多因体内元气虚弱，血液不足，导致身体基本功能下降，代谢功能发生异常，最终导致肥胖
肝郁胃热型	多食，消谷善饥，形体肥胖，脘腹胀满，面色红润，心烦头昏，口干口苦，胃脘灼痛、嘈杂，得食则缓，舌红、苔黄腻	多因压力所致，压力过大，肝之功能下降，并影响到胃，使胃火上亢，食欲异常旺盛
脾肾阳虚型	形体肥胖、颜面虚浮、眼袋浮肿、下肢浮肿，神疲嗜卧、气短乏力，腹胀、便溏，自汗气喘，畏寒肢冷，尿昼少夜频，舌淡胖、苔薄白	肾为人体先天之本，脾胃为人体后天之本，脾肾阳虚则不能温化水湿，而使湿邪流溢于肌腠之间造成体肥或颜面虚浮、下肢浮肿

中医辨证减肥的方法

中医对不同证型的肥胖治法有化湿法，用于脾运不健，聚湿而成肥胖；祛痰法，用于痰浊肥胖；利水法，用于水潴留性肥胖；通腑法，用于嗜食肥甘厚味，胃肠实热，大便干结之肥胖；消导法，用于饮食超量，食后胀满之肥胖；疏肝利胆法，用于肝郁气滞型肥胖；健脾法，用于脾虚型肥胖；温阳法，用于气虚阳虚型肥胖。如兼有其他疾病者，根据不同病症辨证论治。

小贴士

中医减肥从根本入手

对于湿、痰、虚、瘀引起的肥胖，中医认为其根本原因是阴阳平衡失调，直接影响到人体气血、津液代谢的失常。而中医则能够由内而外的调整人体，从调节内分泌入手，对肝、脾、肾、心、肺及三焦等进行调节，通过气血、津液的作用来完成机体的统一，达到减肥的目的。

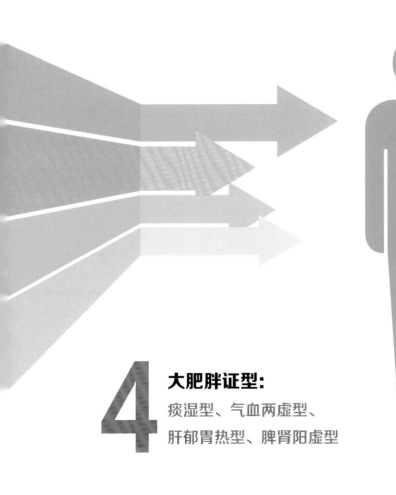

4 大肥胖证型：
痰湿型、气血两虚型、肝郁胃热型、脾肾阳虚型

中医如何让人瘦下来

饮食疗法

人们通过饮食供给身体所需要的各种营养物质，以满足人体正常的生长发育、学习、工作和从事各种社会活动的需要。人体需要的营养物质有蛋白质、脂肪、糖类、水、各种维生素和无机盐，这些营养物质可以为人体供应热量和调节生理功能。但若是饮食摄入过高或不合理，就会导致肥胖症的发生。所以，合理的饮食对调理肥胖是十分重要的，肥胖症的饮食疗法是限制热量摄入，尽量消耗体内热量，从而使体重下降。

3 种不同肥胖程度人群的饮食疗法

肥胖症患者的饮食必须控制，其目的一方面是通过适当控制饮食，消耗体内积聚过多的脂肪，另一方面是要维持瘦身的成果。一般来说，肥胖者的饮食应根据肥胖程度有针对性地加以控制。

不同肥胖程度人群的饮食方法解析		
肥胖程度	饮食控制原则	饮食控制方法
轻度肥胖者	适当自行调节	在三餐饮食之外，限制额外食物，多做运动，根据体重增减情况调整饮食
中度肥胖者	减少三餐饮食量	减少三餐的正常饮食量，直至体重恢复正常标准
重度肥胖者	严格限制饮食量	除采用低热量食物代替高热量食物外，还需大幅度减少食物摄入量。如果平时进食量较大，可以从每日减少 100~150 克食物摄入量开始，之后根据体重及身体健康情况再进行调整

肥胖者如何摄取营养物质

控制肥胖，在选择具体食物上，首先严格限制食物中含有较多容易变成人体脂肪组织的成分——脂类和糖类，其次是食盐，食盐能潴留水分，使体重增加，也需适当控制。由于蛋白质是人体各组织的主要组成成分，是身体健康的主要保证，因此食物中蛋白质的含量必须保证。另外，人体所必需的维生素和无机盐也要充足供给。

小贴士

不合理饮食容易产生肥胖

1. 睡前吃夜宵。睡前吃东西是不容易消化的，久而久之容易引起肥胖。

2. 狼吞虎咽。吃饭速度过快，往往咀嚼不充分，容易吃得过量。

3. 爱吃零食。零食大多高热量、高脂肪，零食吃多了，热量便会逐渐囤积，形成肥胖。

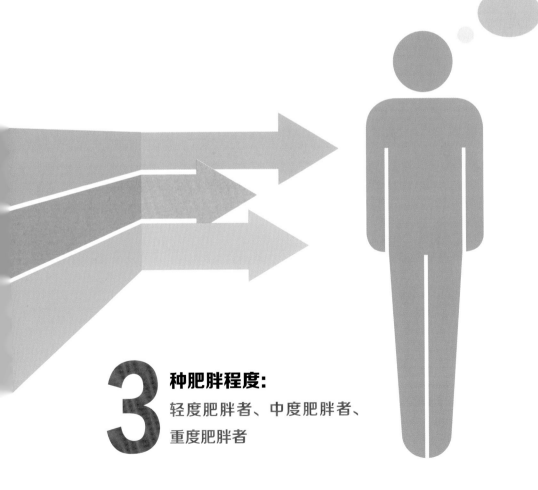

3 种肥胖程度：
轻度肥胖者、中度肥胖者、重度肥胖者

中药调理

肥胖症，一般指单纯性肥胖，多由体内内分泌失调造成。而用中药调理进行减肥多属内治法，通过调理体内阴阳，使之平衡，以达到消除赘肉，使体型逐渐恢复正常的目的。

中药减肥的 2 种用法

中药的用法主要有内服和外用两种，临床上以内服为主。中药因其独特的功效，不但能让人变瘦，而且还能调理体质，治疗因为肥胖引起的一系列并发症，改善身体素质，所以受到了很多肥胖者的欢迎。

中药减肥的用法解析	
用法	代表中药
中药内服	具有降脂减肥功效的中药很多，如祛痰化浊、利湿降脂类的有大黄、苍术、茵陈、半夏、番泻叶、泽泻、金银花、白茅根、荷叶、薏苡仁等；活血化瘀类的有川芎、山楂、益母草、丹参、赤芍、香附、三七等；滋阴养血类的有当归、女贞子、何首乌、生地黄、山茱萸、枸杞子、灵芝等；益气健脾类的有黄芪、人参、白术等
中药外敷	用中药外敷于耳穴、肚脐、足底等部位，或用中药泡脚、做药枕等，通过药效的渗透，刺激脏腑、气血，达到减肥的目的

中药减肥原理

中药减肥主要是从益气、健脾、祛痰、化湿、活血、利水、温阳等方面入手，调理人体脏腑功能，使身体气血运行通畅，加速新陈代谢，并及时将积聚于体内的多余水分、代谢废物和毒素排出，从而达到减肥瘦身的目的。治疗过程中，根据患者体质进行辨证论治，达到标本兼治的效果。

小贴士

中药减肥的注意事项

中药减肥普遍适用于肥胖人群，但对某些特殊人群还是不太适宜，例如过敏体质人群慎用辛温发散药、花粉类药、虫类药等中药。建议去中医院面诊，开一个适合自己的药方。

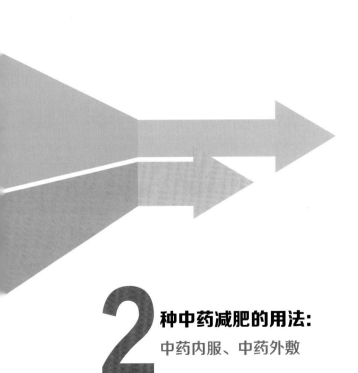

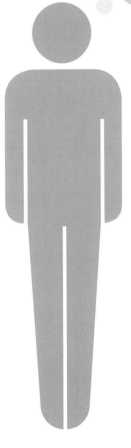

2 种中药减肥的用法：
中药内服、中药外敷

经络穴位疗法

经络穴位疗法渗透力强，可以放松肌肉、解除疲劳、调节人体机能，具有提高人体免疫能力、疏通经络、平衡阴阳、延年益寿之功效。

经络穴位减肥的 3 大作用

通过对相应穴位进行刺激，能有效抑制食欲，减少进食量；还能抑制胃肠的吸收功能，减少机体对能量的摄入；同时可以促进能量代谢及脂肪的分解，最终达到瘦身的目的。

经络穴位减肥的作用解析	
作用	原理
抑制食欲	通过按摩、艾灸、拔罐，对相关穴位进行刺激，能够有效地抑制食欲，减少食物的摄入量，从而有助于减肥
抑制胃肠吸收	通过对相关穴位进行有效刺激，能够调整身体脏腑功能，调节内分泌，抑制胃肠吸收功能，减少能量摄入，从而达到减肥的目的
促进代谢	通过疏通经络，可使血液及淋巴液加速循环，从而促进能量代谢，还可以将分解、液化的脂肪带走，通过汗腺、呼吸道、大小便等途径排出体外，达到减肥的目的

经络穴位疗法的特点

经络穴位疗法因证型不同而有不同的方案。比如痰湿型肥胖，可刺激水分穴、水道穴、丰隆穴等，消除体内水湿浊气。脾肾阳虚型肥胖，可刺激脾俞穴、涌泉穴等，温补脾肾。

经络穴位疗法减肥要根据每个人的身体情况，按疗程进行，这就要求减肥者在减肥期间要连续接受治疗，一般间隔时间不要超过2天。

小贴士

经络穴位减肥禁忌人群

1.患有急性、慢性传染病，如麻疹、肺结核、脊髓灰质炎等疾病。

2.患有严重心脏、肝脏、肾脏疾病。

3.皮肤表面病变面积较大或患有溃疡性皮炎。

4.女性在月经期、妊娠期时。

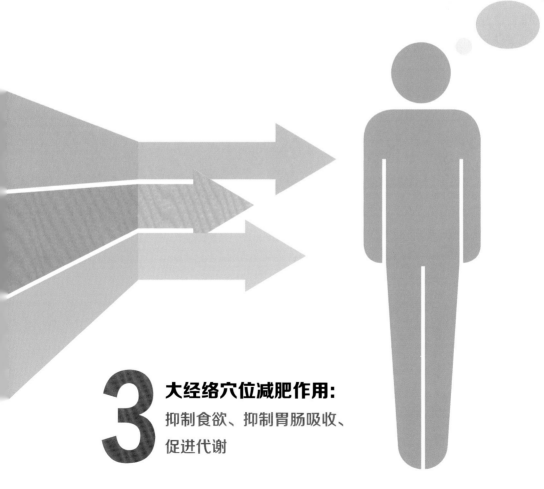

3 大经络穴位减肥作用：
抑制食欲、抑制胃肠吸收、促进代谢

人体反射区疗法

人体的手足耳反射区疗法是一种集预防、治病、保健、养生于一体的安全、健康疗法。手为人体的"外在大脑"，足为人体的"第二心脏"，耳为宗脉所聚之处。中医认为，人体的手、足、耳密集分布着与人体内部器官紧密相连的经络和穴位，通过安全的中医外治疗法，对人体相应的穴位和反射区进行刺激，可以疏通经络，促进气血运行，增强机体免疫力，调节人体阴阳平衡和脏腑功能，从而取得防治疾病、减肥瘦身的效果。

人体反射区减肥方法

刺激人体的手足耳反射区能治疗许多疾病，且方法简单，安全可靠。近些年来，随着肥胖症的增多，利用手足耳反射区减肥已逐步成为热门。刺激手足耳反射区往往不需要寻求他人帮助，自己每天坚持几分钟，按一按，揉一揉，就能有效保持身体健康，利于减肥。

人体反射区减肥解析	
反射区	减肥原理
手部反射区	人的手部有一些能帮助减肥的反射区，经常刺激手部反射区，既能调节脏腑功能，又能起到减肥的作用
足部反射区	足部的胃、脾等反射区都具有辅助减肥的功能。肥胖，尤其是伴有腹胀、便秘的肥胖人群，平常没事的时候刺激有助于减肥的反射区，坚持一段时间，有助于达到减肥的目的，腹胀、便秘的症状也会得到改善
耳部反射区	中医认为耳并不是单独的、孤立的听觉器官，而像一个小的倒置蜷缩的胎儿，它和身体经络脏腑有密切的联系。通过刺激耳部反射区可调节人体脏腑的生理功能。临床试验表明，刺激耳部的淋巴管、血管、神经等组合在一起的神经通路，刺激作用通过神经丛、脊髓和大脑之后，又以神经的形式走向内脏器官，能达到改善器官功能的作用。在进食前或饥饿时刺激耳部反射区，可抑制食欲，减轻饥饿感

人体反射区减肥原理

中医认为，人体反射区是遍布全身的神经聚集点，它们与身体各器官相对应，比如手、足、耳反射区与身体的五脏六腑、肌肉、关节等紧密相连，它们相互呼应，互补阴阳，五行顺畅。通过按摩、艾灸、拔罐、贴压等方法对人体反射区进行刺激，有助于减肥。

小贴士

人体反射区减肥注意事项

1.怀孕女性不宜采用此方法减肥。

2.耳郭有溃疡、发炎部位者，不宜贴压刺激耳部反射区。

3.耳部反射区减肥应左右耳交替选用，一般冬日贴保留 5 日，夏日贴保留 3 日。

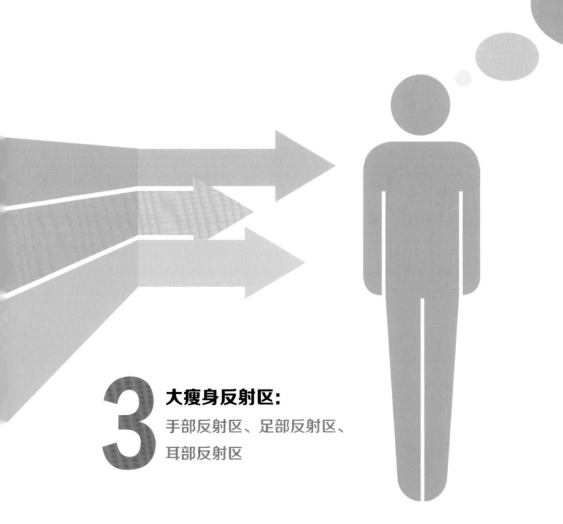

3 大瘦身反射区：

手部反射区、足部反射区、耳部反射区

生活调养

　　中医对肥胖症的治疗，除饮食疗法、中药疗法、经络穴位疗法、人体反射区疗法外，还需要结合生活调养，比如运动、精神调摄等。运动可以增加热量消耗，对降低体重是有效的，所以中医把运动当成降低体重的重要措施之一；而情志不畅也会导致肝郁气滞，引起内分泌失调，造成肥胖，所以调摄情志也很重要。正确的生活方式有助于减肥。

生活调养减肥的 3 类方法

　　肥胖是由于过多的脂肪在人体内堆积，平时勤加运动、调理好情志，再加上一些其他调养妙招，有助于增加机体对脂肪的消耗。但生活调养方法必须做到持之以恒，长期坚持，才能起到应有的减肥效果。

生活调养减肥的方法解析	
方法	**原理**
运动减肥	经常进行有氧运动的人，其胰岛素受体敏感性会提高，与胰岛素的结合能力增强。胰岛素对脂肪分解有很强的抑制作用，当机体内的胰岛素分泌减少时，脂肪分解加快。另外，经过长时间的运动锻炼，人体各器官的功能会提高，特别是心肺功能会增强，内分泌调节也会得以改善，基础代谢水平提高，这样耗能相应也会增大
精神调摄	中医非常重视精神调摄，肥胖人群要想减肥，首先应该扫除自己的心理障碍，调整心态，这样减肥效果事半功倍。愉快的情绪能够调节神经，加强血液循环，增强新陈代谢，帮助减肥。所以，肥胖者在平时应注意调节自己的情志
居家调养	晒太阳、喝热水、泡脚等生活调养方式也有助于补充身体阳气，促进身体新陈代谢，帮助身体排出毒素，排出湿气，从而达到瘦身效果

运动减肥应该遵循的原则

运动减肥应依据季节、自身情况等的不同，选择一两项适合自己的运动项目，如步行、跑步、骑自行车、游泳、滑冰等。确定主要运动项目后，还可再选择一项辅助运动，如打太极拳、乒乓球、羽毛球、网球、练健身操等。

运动强度应循序渐进，逐渐增强，骤增骤减皆不宜。肥胖者的运动主要是以中等强度、较长时间的有氧运动为主。

小贴士

运动减肥注意事项

1. 运动前要热身，这样在运动时不容易造成肌肉损伤和韧带拉伤。

2. 运动时要注意呼吸节奏跟得上锻炼的节奏，呼吸和锻炼结合起来，才能够在运动的时候不那么费力。

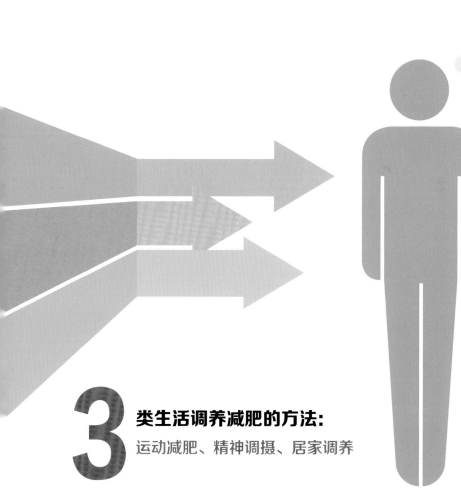

3 类生活调养减肥的方法：

运动减肥、精神调摄、居家调养

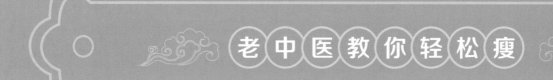
老中医教你轻松瘦

第二章

化痰祛湿，一身轻松

中医有"胖人多痰湿"的说法。痰湿体质是比较常见的一种体质类型，以体型肥胖，尤其是腹部肥满松软，肉如棉絮、软塌塌为特征。这大多是因为长期过量食用膏粱厚味等食物，以致脾胃损伤，不能运化水谷精微及水湿，使湿聚生痰所致。所以，胖人减肥首先要祛除体内的痰湿。

痰湿与肥胖

　　造成肥胖的原因有很多，痰湿就是其中之一，有的人"喝凉水都长肉"就是痰湿作祟。痰湿形成之后，会随着气的运行到处流窜，停留在肝脏中就成了脂肪肝，停留在腰腹就成了"将军肚""水桶腰"，泛溢在肌肤肌肉间，就会导致面部、四肢水肿。因此，痰湿体质的人多肥胖。由此可见，肥胖者想要成功减肥，就需要从祛除痰湿入手。

痰湿的 4 大类型

　　痰湿一般可分为狭义的痰湿、广义的痰湿、有形的痰湿和无形的痰湿几种，可引起肥胖的主要为广义的痰湿。它属于体质的一种，是水液内停致痰湿凝聚，以黏滞重浊为主要特征的体质状态。

痰湿的分类	
类型	**释义**
广义的痰湿	指机体水液代谢失常形成的病理产物、疾病变化过程和临床症状，不易被人察觉和理解，又称之为内痰
狭义的痰湿	指肺部渗出物和呼吸道的分泌物，或咳吐而出，或呕恶而出，易于被人们察觉和理解，又称之为外痰
有形的痰湿	有形的痰湿是指视之可见、触之可及、闻之有声的实质性的痰浊和水饮。如咳咯而出的痰液、呕泄而出之水饮痰浊等
无形的痰湿	指由痰饮引起的特殊症状和体征，只见其症，不见其形，看不到实质性的痰饮。其作用于人体，可表现出头晕目眩、心悸气短、恶心呕吐、神昏谵狂等，多以苔腻、脉滑为主要临床特征

痰湿形成的原理

人体内水液的生成、输布以及排泄是一个相当复杂的过程，脾、胃、肺、肾等脏腑在其中起着重要的作用。脾负责运化、布散、转输津液；肺起着通调水道的作用；而膀胱是否能将尿液正常排出体外，还要依赖于肾的气化功能，只有肾的气化功能正常，方能将清者继续蒸化以营养全身，浊者化为尿液，排出体外。如果脾、肺、肾等脏腑功能失常，津液就不能正常布散、转运，津液聚集时间长了，就成了痰湿。

小贴士

痰湿体质的其他危害

1. 容易患"三高"。痰湿体质者容易患高血压、糖尿病、高脂血症及哮喘、痛风、冠心病、代谢综合征、脑血管异常等疾病。
2. 增加中风概率。常见的中风其实也有痰湿的病因在其中，古代医家有"肥人多中风者"一说。

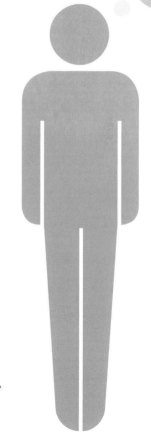

4大类型痰湿：

广义的痰湿、狭义的痰湿、
有形的痰湿、无形的痰湿

哪些习惯会引起痰湿

　　痰湿体质的形成往往源于很多因素，平时看似正常的生活习惯，可能也会助长痰湿的生成。这里的"痰"并非只指嘴里吐出来的痰，而是指人体津液的异常积留，是病理性的产物。那么，哪些生活习惯会引起痰湿呢？日常生活中过多吃冰凉食物、过度使用空调、过食肥甘厚腻等，都可能聚湿生痰。而已经属于痰湿体质的人，更要注意避免痰湿加重的不良习惯。

过多吃冰凉食物

　　痰湿的形成与日常饮食起居有直接关系，尤其是夏季，天气炎热，此时绝大多数人喜欢冰凉的饮食，比如冰激凌、冰镇的瓜果、冰镇的啤酒等，这种饮食习惯日久多引发痰湿等病邪。痰湿的祛除需要体内阳气的充沛，而寒凉饮食损伤的恰恰是体内的阳气。在胃受纳寒凉饮食后，为了将它们腐熟，就要消耗自身的阳气。

过度使用空调

　　夏季空调温度调得很低，或者长时间在阴凉的地方休息、用凉水冲澡等这些行为会损伤体内的阳气，容易产生痰湿。夏季适当晒太阳、出汗可让体内湿邪通过汗液排出体外，低温抑制了汗液的排出，让身体失去了"大扫除"的机会。

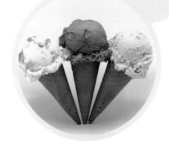

夏季过多吃冰激凌不但会伤害肠胃，还易造成体内湿气加重。

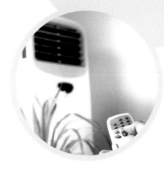

夏季经常吹空调，人体被湿气入侵，还易出现口干舌燥、头痛、大便溏泻等症状。

长期居住在湿气大的地方

　　由于地理气候、工作或其他的原因，有些人住地潮湿，时常会受到湿邪的侵袭。中医认为湿性属水，其性阴寒，可导致体内阳气阻遏。一方面，水湿黏滞重浊，容易造成人头重如裹、身体困倦、四肢无力、胸脘满闷等不适；另一方面，水湿会困扰脾土，阻碍脾胃的消化吸收功能，出现食欲缺乏、大便溏泄、恶心呕吐、肥胖等症状。

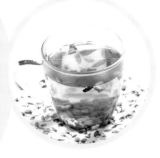

体内湿气重的人平时可以适量喝一些陈皮决明子茶，对祛除体内湿气很有帮助。

过食肥甘厚腻

　　现在有不少人每顿饭都离不了肉，而且进食量还比较大，肉的消化需要消耗脾胃更多的能量。当摄取过多肉食，脾胃功能已经不能彻底将其消化、吸收、传输时，它就会积聚在经脉不顺畅的部位，久而久之易生痰湿。

忧思过多

　　中医认为："脾主忧思。"思虑过多或总是处于一种忧虑、压抑的状态，就会伤脾。脾一受伤，运化功能就会下降，水湿和痰饮随之也就产生了。所以，湿气重的人，要时常保持好心情，尽量不要给自己的脾脏增加负担。

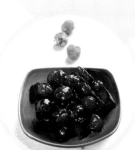

有的人喜欢吃荤的、油的食物，这些食物变成脂肪堆在人体内，人就会越来越胖。

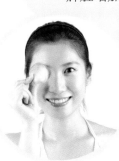

经常陷入忧思容易伤脾，所以保持愉快的心情很重要。

判断自己是不是痰湿

体内有痰湿除了容易造成痰湿型肥胖外，还容易发生皮肤病、关节炎等疾病，对人体健康产生更大的影响。而我们可以通过痰湿体质的表现，对自己的体质进行自测，以便进行判断，及早进行调理。那么，痰湿体质有什么表现呢？

察细节

每天早上起来，总觉得嗓子里有痰，嘴里黏糊糊的；不太喜欢喝水，喝水容易腹胀；特别容易出汗，一到夏季就更容易出汗，还容易生病；时常觉得头目不清爽，甚至头重如裹。

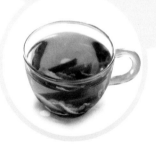

痰湿体质者平时喝点陈皮水，可燥湿化痰。

看面部

面部皮肤比较油腻，头发也容易出油。眼神滞涩，面色晦暗，或眼眶周围晦暗，其形如肿。形体日趋肥胖，或肌肉松软如绵，掌厚指短，手足作胀。胖得不均匀，尤其是腹部很胖。

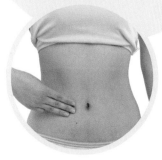

腹部肥胖人群平时可以通过按揉腹部，减少腹部脂肪的堆积。

看舌头

舌体较正常人弛纵胖大，舌上时而津津滑润，痰浊之邪重浊停聚，壅塞阻滞，故可见舌纵不收，但表现极其轻微，如不仔细诊视，常不易察觉。只有在痰浊壅塞过盛时舌体弛纵现象才比较明显，临床当细心体察之。

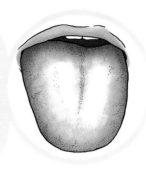

舌体胖大多因气不化津，水湿上泛所致，宜健脾益气。

观精神

非常容易出现疲倦、身体乏力等一系列症状，经常懒洋洋的，不想说话只想睡觉。极易在睡觉时打鼾并且声音很响，甚至会因呼吸不畅而憋气。

看二便

大便次数多，比较稀软，容易黏在马桶上，不易冲刷；小便不清澈，变得浑浊，甚至黄赤，有泡沫。

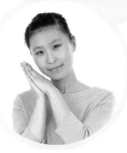

痰湿者困倦嗜睡，头脑昏沉，四肢无力，多由痰湿困脾，清阳不升所致。

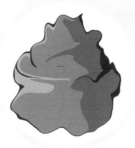

大便湿黏者平时宜多吃燥湿的食物，如茯苓、薏米等。

化痰祛湿的方法

痰湿体质与个人的饮食生活习惯有很大的关系。因此，想要祛除痰湿，在日常生活中找对调理方法，就很重要了。

饮食调养

痰湿体质的人要多吃些蔬菜、水果，尤其是一些具有健脾利水、化痰祛湿作用的食物，如薏米、赤小豆、冬瓜、竹笋、莴笋、海带等。

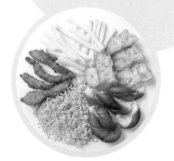

体型肥胖的痰湿体质者，应少食肥甘厚味、滋补油腻之物。

中药调养

可以选择一些具有帮助消化、促进水液代谢等作用的中药，比如陈皮、茯苓、苍术、葛根、荷叶、玉米须、白术等。

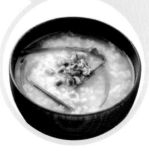

可以将中药做成药膳食用，这样既美味又有助于祛除痰湿。

人体反射区调养

刺激手、足部的肺、支气管反射区，有利于调节脾肺功能，将体内滞留的湿气排出去，促进气血运行，继而保持经络的畅通。此外，从中指指根至手掌根的一条带状区域，属于手部减肥区。空闲时，经常推或刮，既调节了脾胃功能，又能起到减肥作用。

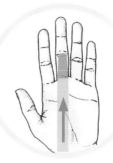

刺激手部反射区祛除痰湿，方便、简单，随时随地都可以做。

经络穴位调养

改善痰湿体质的主要穴位有：水分穴、水道穴、阴陵泉穴、丰隆穴等，用按摩、艾灸、拔罐等方法进行刺激，有利于体内的痰湿排出体外。

生活调养

痰湿体质的人在起居生活上，可多晒太阳，能够散湿气，振奋阳气。还要多喝热水、少吃甜食，以利于脾气运化。另外，配合一些运动，如拍腹、快步走等，更有利于湿气的散发。

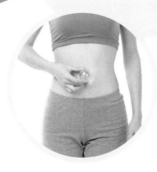

人体有许多能够利水祛湿的穴位，若适当刺激，祛除痰湿效果事半功倍。

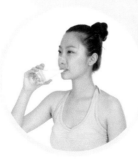

生活调养祛除痰湿需要长期坚持才会有效。

这样吃，化痰祛湿

薏米

薏米能利水消肿、健脾止泻，有助于促进体内血液和水分的新陈代谢，帮助人体消除水肿，尤其适合痰湿型肥胖者。

绿豆有健脾理气的作用，有助于祛湿。

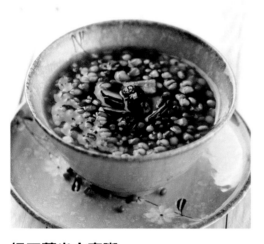

热量低、饱腹感强，适合当减肥期间的主食食用。

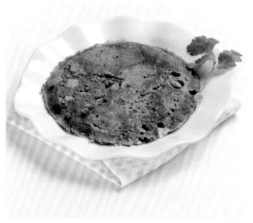

绿豆薏米大枣粥

原料：薏米70克，绿豆25克，大枣片适量。

1 薏米、绿豆淘洗干净，浸泡4~5个小时；大枣片洗净。

2 锅中加水，放入薏米、绿豆、大枣片，煮至米烂豆熟，关火闷15分钟即可。

薏米燕麦饼

原料：薏米30克，燕麦面150克，粗麦粉50克，葱花、香菜叶、盐、植物油各适量。

1 薏米洗净，沥干，研成粗粉，与燕麦面、粗麦粉、盐一起放入碗中，加适量水混合成糊状，加入葱花。

2 不粘锅内刷油，倒入燕麦糊，按成圆饼状，小火煎至熟透，放入盘中，点缀香菜叶即可。

瘦身食用方式：
与主食搭配食用。

挑选技巧：
1. 有光泽，呈均匀的白色或黄白色。
2. 没有受潮，无异味。

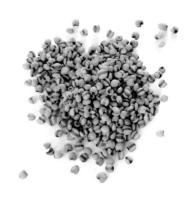

可以加入适量蜂蜜调味，
让口感更佳。

此粥有润肠通便的作用，同时
有助于排出体内湿气。

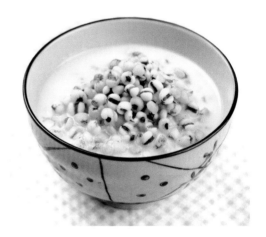

薏米绿茶汁

原料：绿茶 2 克，薏米 20 克。

1 薏米洗净，浸泡 4~5 个小时，加适量
水煮至薏米开花。

2 绿茶洗净，加入适量薏米汤，盖盖儿
闷 15 分钟即可。

薏米牛奶粥

原料：大米 50 克，薏米 30 克，脱脂牛
奶适量。

1 薏米洗净，浸泡 4~5 个小时；大米洗净。

2 锅中加适量水，放入大米、薏米，大
火煮沸再转小火，煮至薏米开花，汤
色微变白。加入脱脂牛奶微煮即可。

赤小豆

赤小豆味甘、酸，性平，归心、小肠经。其富含 B 族维生素，能使碳水化合物更容易分解，防止皮下脂肪堆积，从而预防肥胖的发生。赤小豆还可利水消肿，有良好的利尿和通便功效，可祛湿、缓解水肿。但多服泄津液令人枯燥，瘦人应少吃，体虚尿脱者不宜吃，孕妇亦不宜。

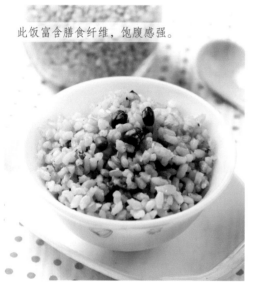

此饭富含膳食纤维，饱腹感强。

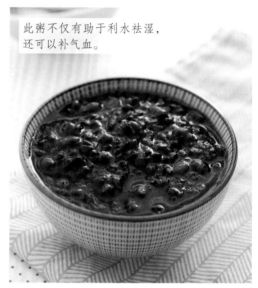

此粥不仅有助于利水祛湿，还可以补气血。

赤小豆糙米饭

原料：赤小豆 50 克，糙米 100 克。

1 赤小豆、糙米分别洗净，并浸泡 4~5 个小时。

2 将赤小豆、糙米一起放入锅中，加适量水煮成饭即可。

赤小豆黑米粥

原料：赤小豆 20 克，大米 30 克，黑米 50 克。

1 赤小豆、黑米洗净，浸泡 4~5 个小时；大米洗净。

2 锅中加适量的水，放入赤小豆、黑米、大米，大火煮沸，再转小火熬煮至粥熟即可。

瘦身食用方式：

煮粥、煲汤、熬水等皆宜。

挑选技巧：

1. 颗粒饱满，无杂质。

2. 颜色鲜红，不干涩。

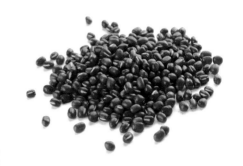

此粥味道清甜，利水祛湿，尤其适合女性痰湿肥胖人群食用。

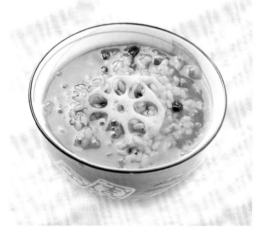

适量此饮对瘦身非常有益。

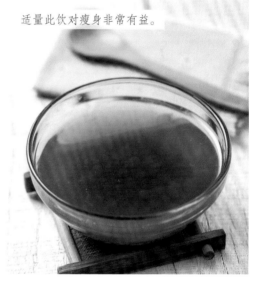

赤小豆莲藕粥

原料：莲藕、大米各 30 克，赤小豆 20 克。

1 莲藕去皮，洗净，切片；大米洗净；赤小豆洗净，用水浸泡 4~5 个小时。

2 锅中加适量水，放入赤小豆、大米，大火煮沸，放入莲藕片，再转小火熬煮至粥熟即可。

赤小豆饮

原料：赤小豆 30 克。

1 赤小豆洗净，用水浸泡 4~5 个小时。

2 锅中加适量水，放入赤小豆大火煮沸，再转小火熬煮 30 分钟左右即可。

燕麦（生）

　　燕麦能益脾养心，敛汗，对祛除湿气和减肥有很好的效果。其膳食纤维含量丰富，可以促进消耗体内储存的热量；还有助于畅通肠道，加速肠蠕动，排毒通便，预防便秘，减少油脂的堆积。

可以促进代谢，降血脂。

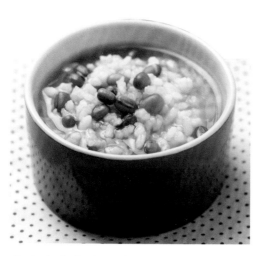

常吃此粥，不但可以减肥，还有助于降血压。

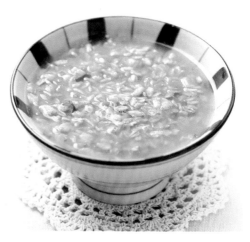

燕麦大米赤小豆粥

原料：赤小豆 20 克，大米 50 克，生燕麦 30 克。

1 赤小豆、生燕麦分别洗净，用水浸泡 4~5 个小时；大米洗净。

2 锅中加水，放入赤小豆、大米、生燕麦大火煮沸，再转小火熬煮至粥熟即可。

燕麦芹菜粥

原料：芹菜 30 克，生燕麦 50 克，盐适量。

1 芹菜择洗干净，切末。生燕麦浸泡 4~5 个小时，洗净。

2 锅中加适量水，倒入生燕麦焖煮至熟，放入盐、芹菜末略煮即可。

瘦身食用方式：
用燕麦代替少部分大米作主食。

挑选技巧：
1. 优质燕麦是白里带点黄色或褐色。
2. 优质的燕麦有天然香气，无霉味、陈味。

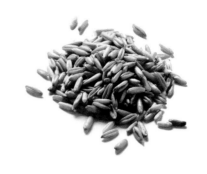

经常食用燕麦可降血糖、减肥。

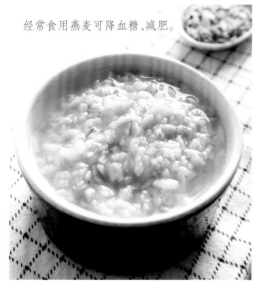

此饮含丰富的可溶性膳食纤维，可降低胆固醇。

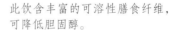
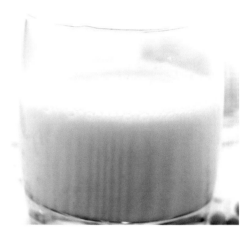

燕麦粥

原料：生燕麦、大米各 30 克。

1 生燕麦、大米分别洗净。生燕麦用水浸泡 4~5 个小时。

2 锅中加适量水，放入大米、生燕麦烧沸，转小火熬煮至米烂粥稠即可。

燕麦豆浆

原料：生燕麦 60 克，黄豆 20 克。

1 黄豆和生燕麦分别洗净，浸泡 4~5 个小时。

2 将黄豆、生燕麦放入豆浆机中，加入适量水打成豆浆即可。

冬瓜

常食冬瓜有减肥瘦身、清热解暑、化痰解毒、利尿消肿的作用。冬瓜中含有助于抑制人体内糖类转化为脂肪的有益成分，可促进脂肪消耗，减少体内脂肪堆积，非常适合湿气重的肥胖人群食用。此外，冬瓜中的膳食纤维可促进肠胃蠕动，也有助于减肥降脂。

此菜能清降胃火，适合食欲旺盛的肥胖者食用。

此粥可健脾利尿，适合痰湿型肥胖者食用，对兼有高脂血症者也尤为适宜。

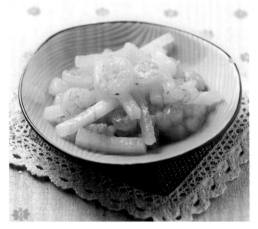

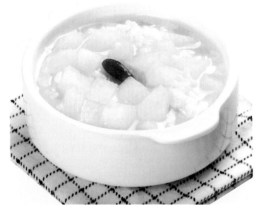

冬瓜蒸虾仁

原料：冬瓜 200 克，虾仁 100 克，盐、葱丝、姜丝、料酒各适量。

1 冬瓜去皮，洗净，去瓤，切条；虾仁洗净，放入热水锅中汆烫片刻。

2 将冬瓜条、虾仁放入容器中，加入盐、料酒、葱丝、姜丝搅匀，隔水蒸熟，去除葱丝、姜丝即可。

冬瓜粥

原料：冬瓜 150 克，大米 50 克，枸杞子适量。

1 冬瓜去皮，洗净，去瓤，切块；大米洗净。

2 大米放入锅中，加入适量水，煮至快熟，加入冬瓜块、枸杞子再煮 3 分钟左右即可。

瘦身食用方式：

可清蒸、素炒、煮汤、榨汁等；冬瓜皮可泡茶。

挑选技巧：

1. 瓜身周正，外形匀称。

2. 瓜皮较硬，有白霜，无斑点。

3. 同等体积时，一般分量重的更佳。

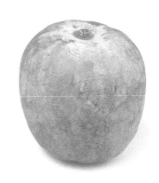

过敏体质者慎食。

伴高血压、高脂血症者的肥胖人群尤其适宜。

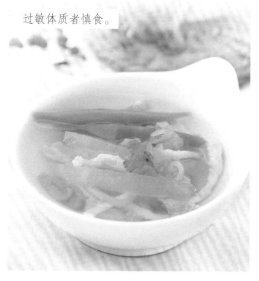

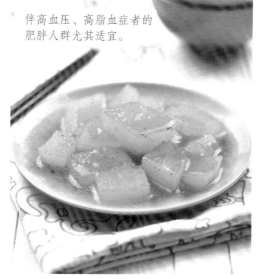

冬瓜海蜇汤

原料：冬瓜、海蜇皮、鸡肉各 30 克，胡萝卜 50 克，香菜末、盐、醋各适量。

1 冬瓜去皮，洗净，去瓤，切条；胡萝卜洗净，切条；鸡肉洗净，切丝；海蜇皮泡发，洗净，切丝。

2 锅中加水，放入冬瓜条、胡萝卜条、海蜇丝、鸡肉丝大火煮熟，加盐、醋，转小火稍煮，撒上香菜末即可。

素烧冬瓜

原料：冬瓜 250 克，盐、植物油各适量。

1 冬瓜洗净，去瓤，切块；油锅烧热，放入冬瓜块炒至四边略显金黄。

2 加入盐、适量水后盖上锅盖，焖煮至冬瓜熟透即可。

黄瓜

　　黄瓜味甘，性凉，常食有助于祛除体内多余水分。黄瓜含有丰富的膳食纤维，有利于清除体内垃圾，消积通便，也有抑制糖类转化为脂肪的作用，是一种理想的瘦身良蔬。但胃寒者应少食。

黄瓜汁非常适合减肥阶段饮用。

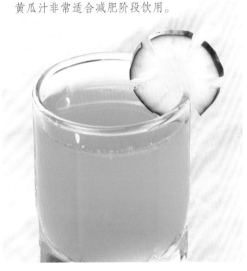

这道菜清脆爽口，特别适合炎热的夏季食用。

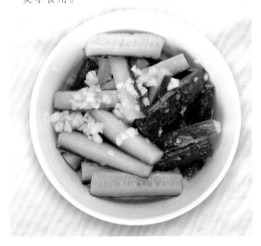

黄瓜汁

原料：黄瓜 100 克。

1 黄瓜洗净，切小块。

2 将黄瓜块放入榨汁机中，加适量水一同榨成汁即可。

凉拌黄瓜

原料：黄瓜 100 克，盐、蒜、醋各适量。

1 黄瓜洗净，切条；蒜去皮，洗净，切末。

2 蒜末、盐、醋混合成调味汁，倒入黄瓜条中拌匀即可。

瘦身食用方式：

可生食；也可搭配其他果蔬一起清炒。

挑选技巧：

1.相比浅绿色的黄瓜，深绿色的更佳。

2.黄瓜表皮刺小而密，表示较嫩较新鲜。

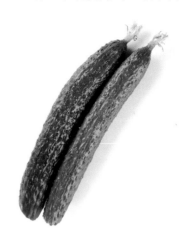

此饮能清热解毒、生津止渴。

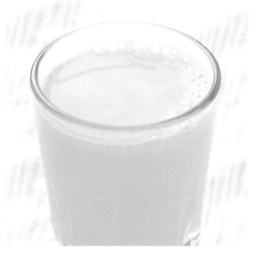

此道菜营养丰富，蛋白质和钙的含量较多。

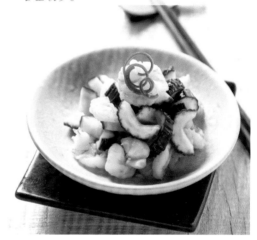

黄瓜苹果饮

原料：黄瓜 100 克，苹果 120 克。

1 黄瓜、苹果分别洗净，切小块。

2 将黄瓜块、苹果块一同放入榨汁机中，加入适量水一同榨成汁即可。

黄瓜炒虾仁

原料：黄瓜 150 克，虾仁 100 克，蒜蓉、红椒丝、盐、生抽、植物油各适量。

1 虾仁洗净；黄瓜洗净，切块。

2 油锅烧热，加蒜蓉煸香，加入虾仁、黄瓜块翻炒，加盐、生抽调味，撒上红椒丝即可。

竹笋

竹笋性寒，能助消化、防便秘、利九窍、通血脉、清热化痰，还能改善脾胃湿热所致的消渴、腹胀等问题。竹笋具有低脂肪、低糖、多膳食纤维的特点，可促进肠胃蠕动，所以非常适合痰湿型肥胖人群食用。胃溃疡、肾炎患者忌食。

此菜有活血化瘀、瘦身的功效。

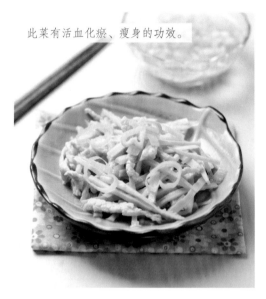

吃素能够促进肠胃蠕动，清肠通便。

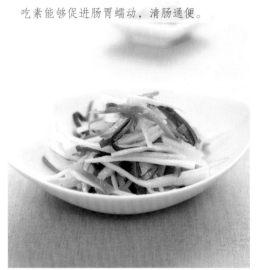

竹笋炒猪瘦肉

原料：猪瘦肉、竹笋各 100 克，盐、葱花、植物油各适量。

1 猪瘦肉洗净，切丝；竹笋处理干净，切丝，用开水焯一下，沥干。

2 炒锅中放入植物油加热，油热后放入猪瘦肉丝煸炒至出香味，放入竹笋丝大火煸炒，放入葱花、盐，煸炒至熟即可。

素什锦

原料：竹笋、胡萝卜、海带各 40 克，生抽、醋、盐各适量。

1 海带洗净，蒸熟，取出浸泡，切丝；竹笋除去硬壳，洗净，切丝；胡萝卜洗净，切丝。

2 锅中加水烧开，分别放入竹笋丝、胡萝卜丝焯熟，盛盘，再在盘中放入海带丝。

3 将盐、醋、生抽倒入竹笋丝、海带丝、胡萝卜丝中，拌匀即可。

瘦身食用方式：

竹笋热量低，炒食、煮汤均可。

挑选技巧：

1. 鲜嫩的竹笋，颜色稍黄，笋肉柔软，竹皮紧贴，底部切口较洁白。

2. 粗短、紫皮带毛，肉为白色，形如鞭子的为好。

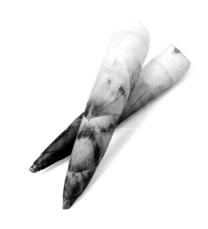

此汤可清热益气，尤其适合怕热的肥胖人群。

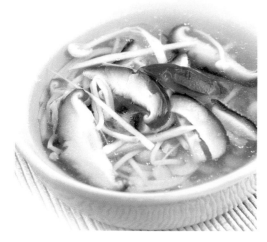

此汤有消脂降压、软化血管的作用。

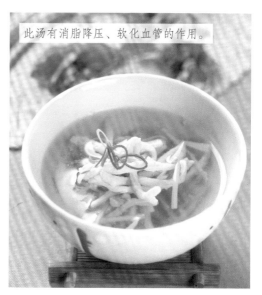

双菇竹笋汤

原料：香菇（干）10 克，竹笋 50 克，金针菇 20 克，盐适量。

1 香菇泡发，洗净，切片；竹笋洗净，从中间一剖为二，切丝；金针菇洗净。

2 锅中加水，放入香菇片、竹笋丝、金针菇，中火煲至食材熟透，加入盐调味即可。

芹菜竹笋汤

原料：芹菜 100 克，竹笋 50 克，鸡胸肉丝 20 克，盐、彩椒丝各适量。

1 芹菜洗净，切段；竹笋洗净，切丝；鸡胸肉丝用盐腌约 5 分钟备用。

2 锅中加水烧开，放入芹菜段、竹笋丝，煮至芹菜软化，再加入鸡胸肉丝。

3 待鸡胸肉丝熟透后，加入盐调味，撒上彩椒丝即可。

莴笋

　　莴笋能利五脏、通经脉、清胃热，利尿消水肿。它是一种高钾低钠的食物，所含的钾离子比较多，有助于调节人体内钾、钠的平衡，促进新陈代谢，从而起到瘦身的作用。眼疾患者忌食。

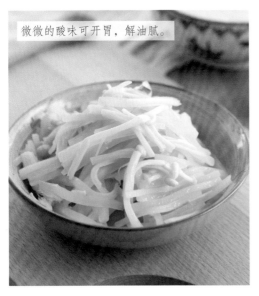

微微的酸味可开胃，解油腻。

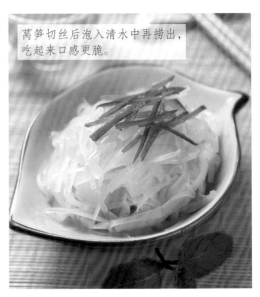

莴笋切丝后泡入清水中再捞出，吃起来口感更脆。

莴笋拌金针菇

原料：莴笋 150 克，金针菇 50 克，盐、生抽、醋各适量。

1 金针菇洗净；莴笋去皮，洗净，切丝。

2 锅中加水烧开，分别放入金针菇、莴笋丝焯熟。

3 将金针菇、莴笋丝放入容器中，加入生抽、醋、盐拌匀即可。

凉拌莴笋丝

原料：莴笋 100 克，红椒、盐、生抽、醋各适量。

1 莴笋去皮，洗净，切丝；红椒洗净，去子，切丝。

2 锅中加水烧开，放入莴笋丝焯熟。

3 将莴笋丝放入容器中，加入生抽、醋、盐拌匀，撒上红椒丝即可。

瘦身食用方式：

凉拌、炒食、煮汤等均可。

挑选技巧：

1. 笋形短粗条顺。

2. 不带黄叶、不抽苔。

3. 根部横切面有乳白色液体为佳。

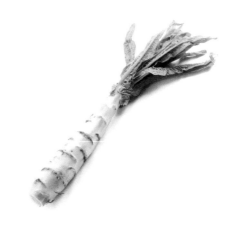

此菜能促进胃肠蠕动，减缓腹部垃圾和脂肪堆积。

具有消脂降压、软化血管的作用，尤其适合肥胖伴高血脂者食用。

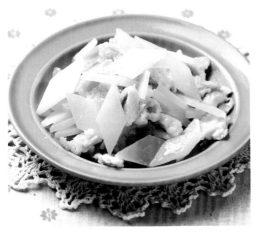

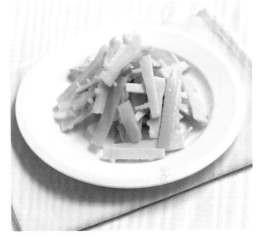

莴笋炒鸡蛋

原料：莴笋 200 克，鸡蛋 2 个，盐、生抽、植物油各适量。

1 莴笋去皮，洗净，切片；鸡蛋磕入碗中，加适量温水，打成蛋液。

2 油锅烧热，倒入鸡蛋液凝固后搅散，放入莴笋片翻炒，加盐、生抽调味即可。

莴笋炒笋丝

原料：莴笋 100 克，竹笋 70 克，植物油、盐、生抽各适量。

1 莴笋去皮，洗净，切片。竹笋洗净，从中间一剖为二，切片，用加了盐的沸水焯烫去掉其涩味，过凉水，沥干。

2 油锅烧热，放入莴笋片、竹笋片翻炒，加盐、生抽调味即可。

海带

海带营养丰富，热量低，蛋白质含量中等，碘元素含量高。食用海带不仅有助于祛除湿气、消痰软坚、消除水肿，还有助于抑制身体吸收脂肪，对瘦身大有好处。但甲亢患者、孕妇慎食。

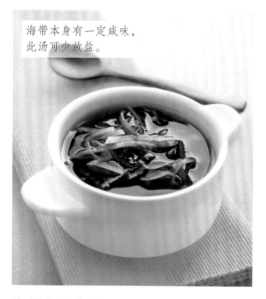

海带本身有一定咸味，此汤可少放盐。

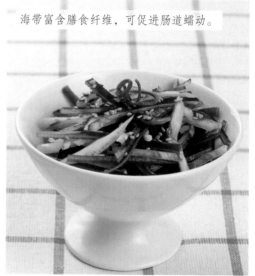

海带富含膳食纤维，可促进肠道蠕动。

海带白萝卜汤

原料：熟海带丝 50 克，白萝卜 100 克，盐适量。

1 白萝卜洗净，去皮，切丝。

2 将熟海带丝、白萝卜丝一同放入锅中，加适量清水，大火煮沸后转小火煮至熟透，出锅时加盐调味即可。

海带沙拉

原料：熟海带丝 200 克，白芝麻 10 克，洋葱、柠檬、苹果汁、柠檬汁、红椒丝各适量。

1 洋葱、柠檬分别洗净，切成丝；苹果汁、柠檬汁调成沙拉汁。

2 将海带丝与洋葱丝、柠檬丝装入盘中，倒入沙拉汁，充分搅拌均匀，撒上白芝麻、红椒丝点缀即可。

瘦身食用方式：

凉拌、煮汤等均可。

挑选技巧：

1. 干海带表面有白霜粉末的为佳。

2. 优质海带一般为自然墨绿色或深绿色，颜色过于鲜艳的海带要慎重购买。

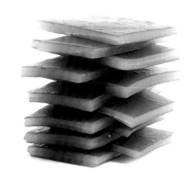

此道沙拉热量低，经常吃可以帮助瘦身。

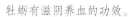

牡蛎有滋阴养血的功效。

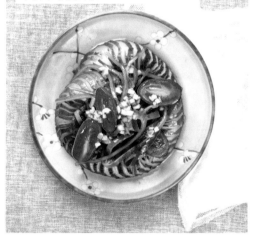

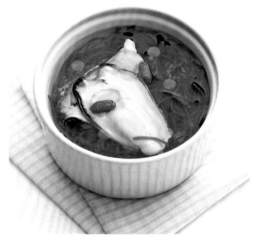

海带黄瓜沙拉

原料：熟海带丝 70 克，黄瓜 150 克，圣女果、橄榄油、醋、洋葱末、蒜末、盐各适量。

1 熟海带丝洗净；黄瓜切成蓑衣状，用盐、醋腌制片刻；圣女果洗净，对切。

2 取一小碗，放入橄榄油、醋、洋葱末、蒜末、盐，搅拌均匀，制成沙拉汁，淋在食材上即可。

牡蛎海带汤

原料：牡蛎 2 个，泡发海带 200 克，枸杞子 10 克，姜末、葱末、盐各适量。

1 把牡蛎、泡发海带分别洗净；牡蛎取肉，海带切丝。

2 锅中加水，依次放入牡蛎肉、海带丝、姜末、葱末、枸杞子，大火煮沸后，改小火慢炖至牡蛎熟，放入适量盐调味即可。

化痰祛湿的家用中药

陈皮

中医认为，陈皮味苦、辛，性温，归脾经、肺经，具有理气健脾、燥湿化痰的功效。现代医学研究发现，陈皮中含有大量的挥发油，这种物质有助于消化液的分泌，排出肠道内的积滞之气，促使体内痰液更易排出。

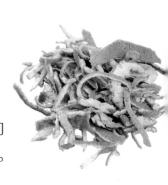

此饮有祛湿、降火、补血的功效。

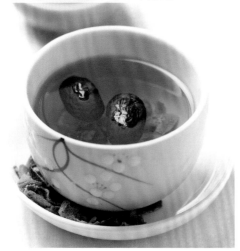

此茶味酸，能消食化滞。

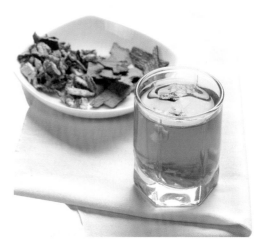

陈皮大枣饮

原料：陈皮 2 片，大枣 2 颗。

制法：陈皮洗净，大枣洗净去核。将准备好的原料放到水杯中，加适量开水冲泡，加盖闷 5 分钟后饮用。也可以将大枣和陈皮放到砂锅中，加适量清水，大火煮沸，小火煮 20 分钟后温热饮用。

二皮茶

原料：青皮 3 克，陈皮 5 克。

制法：陈皮、青皮分别洗净。将准备好的原料一同放入水杯中，用开水冲泡，加盖闷 5 分钟，代茶饮用即可。

茯苓

茯苓味甘、淡，性平，有利水渗湿的功效，可用于水湿内停导致的水肿、肥胖等；还有健脾宁心的作用，可用于脾胃虚弱引起的便溏或泄泻、倦怠等。痰湿型肥胖者可适量吃茯苓以祛除体内湿气，帮助减肥。

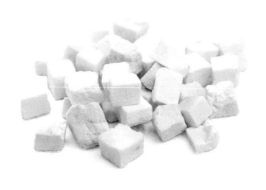

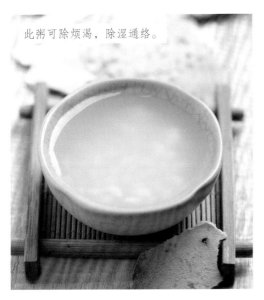

此粥可除烦渴，除湿通络。

茯苓粥

原料：茯苓粉 30 克，大米 50 克。

制法：大米放入锅中加水煮成粥，调入茯苓粉，搅匀后煮沸即可。

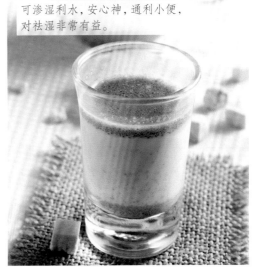

可渗湿利水，安心神，通利小便，对祛湿非常有益。

茯苓芝麻奶茶

原料：茯苓粉 10 克，牛奶 200 毫升、芝麻酱 15 克。

制法：用少量凉开水将茯苓粉化开，将煮沸的牛奶冲入其中，调入芝麻酱即可。

藿香

　　藿香是一种常见的中药，本品辛散发表而不峻烈，微温化湿而不燥热，善于解暑湿表邪、醒脾开胃、和中止呕，可用于湿浊中阻等，对痰湿内聚所造成的肥胖有一定的帮助。

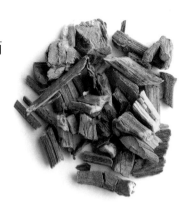

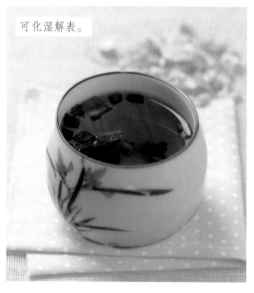

可化湿解表。

藿香茶

原料：藿香 10 克。

制法：藿香用沸水冲泡，闷 15 分钟即可。

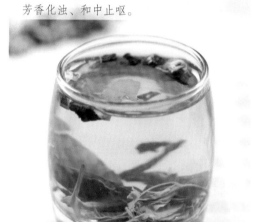

芳香化浊、和中止呕。

藿香绿茶

原料：藿香 5 克，绿茶 3 克。

制法：以上 2 味用开水冲泡后饮用，冲饮至味淡。

苍术

苍术味辛、苦，性温，具有燥湿健脾、祛风散寒、明目的功效。湿气重，影响脾的运化吸收，就会导致脾虚无法正常运化水湿，就会出现四肢水肿，水湿聚集在一起，就化为了痰。所以对于痰湿肥胖的情况，可以用苍术来除湿健脾。苍术除湿，上、中、下皆可用，统治三部之湿。但阴虚内热者忌服。

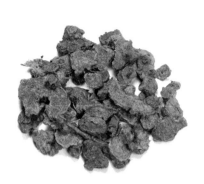

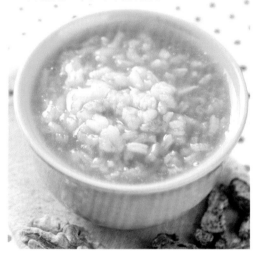

可健脾除湿，宜早、晚食用。

苍术粥

原料：大米 50 克，苍术 6 克。

制法：苍术加水煮 15 分钟，去渣取汁，与大米同煮成粥食用。

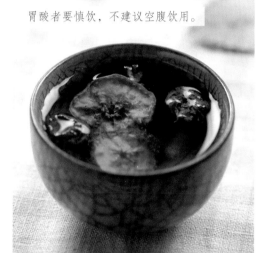

胃酸者要慎饮，不建议空腹饮用。

山楂苍术茶

原料：山楂干 6 片，苍术 10 克。

制法：将所有茶材一起放入杯中，以热水冲泡，加盖焖泡 15 分钟，代茶饮用即可。

葛根

葛根其气轻浮，能升发清阳，又能解表退热、生津止渴、祛痰，若是体内有湿热可以用葛根来进行食疗。其含有的葛根素有降血糖的作用，所含的黄酮类化合物有降血脂作用，肥胖合并高血糖、高血脂人群尤其适宜服用葛根。

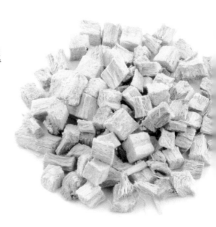

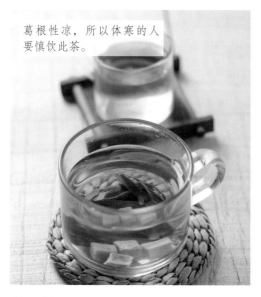

葛根性凉，所以体寒的人要慎饮此茶。

葛根茶

原料：葛根 15 克。

制法：将葛根放入砂锅，加水煮沸，取汁代茶饮用。

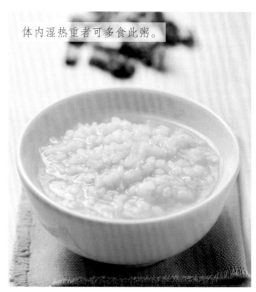

体内湿热重者可多食此粥。

葛根粥

原料：葛根 30 克，大米 50 克。

制法：葛根洗净，水煎取汁；大米淘洗干净，煮粥。等粥快熟时加入葛根药汁煮至粥熟，即可食用。

荷叶

荷叶有清热解暑、升发脾阳、凉血止血的功效，可调节脾的功能，达到减肥消脂的效果；同时，荷叶还具有利尿降浊的功效，通过小便将蓄积在体内的痰浊湿气排出体外。这样，一方面升阳健脾，另一方面降浊，双重作用之下，减肥除痰湿的效果就达到了。

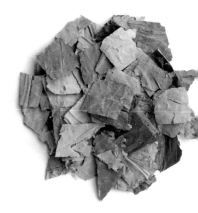

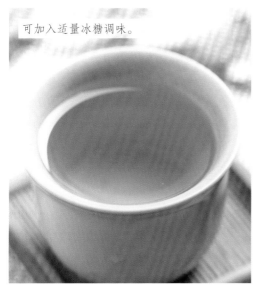

可加入适量冰糖调味。

三叶茶

原料：干荷叶、丝瓜叶、苦瓜叶各 10 克。

制法：以上 3 味用沸水冲泡，加盖闷 10 分钟，去渣代茶频饮。

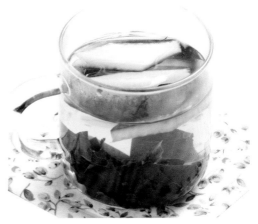

此饮可解暑利湿，适合夏日饮用。

荷叶西瓜皮饮

原料：西瓜皮 50 克，干荷叶 2 克。

制法：西瓜皮洗净，切片；干荷叶轻轻冲洗干净。锅中加适量水，放入干荷叶、西瓜皮片大火烧开，再转小火煮 5 分钟，关火闷 2 分钟即可。

玉米须

玉米须味甘、淡，性平，又称"龙须"，"一根玉米须，堪称二两金"，具有利水消肿、清肝利胆的作用，可辅助治疗水肿、糖尿病等。痰湿型肥胖人群可以用玉米须搭配其他有祛痰湿作用的食材做茶饮，有助于瘦身。

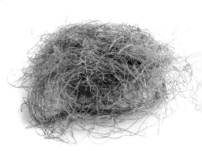

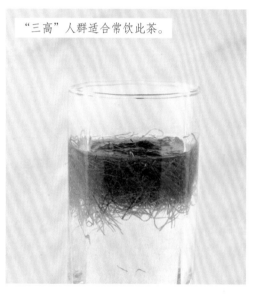

"三高"人群适合常饮此茶。

玉米须茶

原料：玉米须 50 克。

制法：玉米须洗净，放入杯中，加热水冲泡，加盖，闷 15 分钟即可。

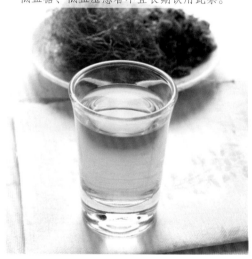

低血糖、低血压患者不宜长期饮用此茶。

茵陈玉米须茶

原料：茵陈 30 克，玉米须 30 克。

制法：以上 2 味同放入锅中，加水煎汤，取汁，代茶频饮。

白术

白术味苦、甘，性温，归脾经、胃经，具有健脾益气、燥湿利水、止汗、除胃热等功效，为安脾胃之佳品，可以做成茶或者做成药膳服用，非常适合体内湿气重的痰湿型肥胖人群服用。但阴虚燥咳者不宜用。

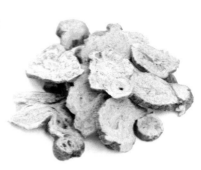

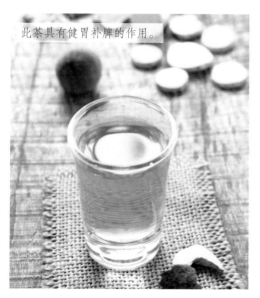

此茶具有健胃补脾的作用。

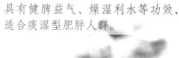

具有健脾益气、燥湿利水等功效，适合痰湿型肥胖人群。

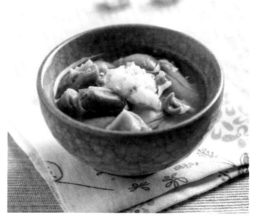

白术山药桂圆茶

原料：山药 25 克，白术 25 克，桂圆肉 25 克。

制法：将以上 3 味洗干净，以沸水煎煮，去渣取汁，代茶饮用。

白术茯苓炖猪肚

原料：炒白术 20 克，茯苓 15 克，猪肚 250 克，盐、姜末各适量。

制法：炒白术、茯苓洗净，加水煎煮，去渣取汁。猪肚洗净，切块，加水煮至熟，倒入药汁，稍煮，放入盐、姜末调味即可。

刺激经络穴位祛痰湿

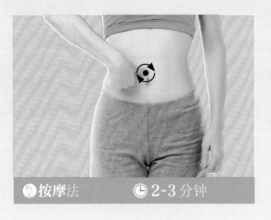

按摩法   ⏱ 2~3 分钟

水分穴

水，即水液，分是分开。本穴的重要作用就是将聚集在任脉的水液散开，促进代谢。水分穴是治疗水肿性肥胖的常用穴位。痰湿体质引起的小肚腩也可以通过按摩此穴得到改善。

按摩方法：用拇指指腹按揉水分穴2~3分钟。

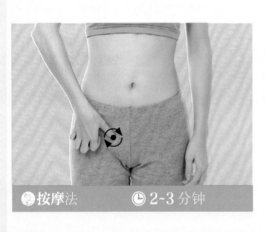

按摩法   ⏱ 2~3 分钟

水道穴

水道穴，就像它的名字一样，能打通脾胃里的水道，让滞留的水顺流而下。痰湿肥胖的人体内存有很多排不出的水液，刺激水道穴就好比是给不流通的水开了个渠，让它们顺畅地排出。

按摩方法：用拇指指腹按揉水道穴2~3分钟。

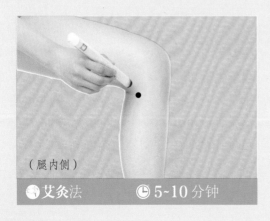

（腿内侧）

艾灸法   ⏱ 5~10 分钟

阴陵泉穴

阴陵泉穴是脾经的合穴，从脚趾出发的脾经经气在此处往里深入，具有健脾除湿的功效。经常按摩此穴可强化脾脏的运化功能，促进体内的痰湿排出体外。

艾灸方法：手持点燃的艾条，对准阴陵泉穴，距离皮肤3~5厘米，温和灸5~10分钟。

丰隆穴

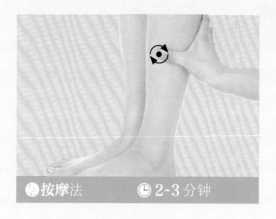

按摩法　🕐 2~3 分钟

丰隆穴是治痰要穴，古人云："痰湿犯胃，取丰隆。"对于痰湿型肥胖人群来说，刺激丰隆穴能调脾胃，恢复脾胃的运化功能，消除脾胃里的水湿浊气，使气血畅行，痰湿自化，消脂减肥。

按摩方法：用拇指指腹按揉丰隆穴 2~3 分钟。

手部肺、支气管反射区

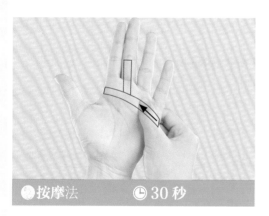

按摩法　🕐 30 秒

中医认为，肺、支气管反射区是气体的通道，并有湿润、过滤气体，排痰的功效。刺激手部肺、支气管反射区，适用于痰湿型肥胖人群，症见肥胖伴痰多、乏力者。

按摩方法：用拇指指腹推按手部肺、支气管反射区，持续 30 秒。

足部肺、支气管反射区

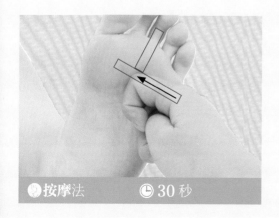

按摩法　🕐 30 秒

痰湿型肥胖人群由于体内痰湿多，常会感觉胸闷、恶心、四肢沉重，刺激足部肺、支气管反射区有助于顺气祛痰，可帮助痰湿型肥胖人群祛痰减脂。

按摩方法：食指关节弯曲，使用关节顶点部位按压足部肺、支气管反射区 30 秒。

生活调养让你告别痰湿

拍腹排毒

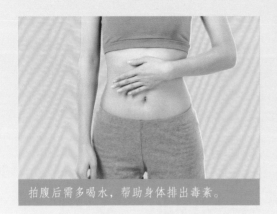
拍腹后需多喝水，帮助身体排出毒素。

在肚脐两边脂肪最厚的地方，用双手手掌连续、力度适中拍打 10 分钟，多数人都能拍出红、紫、青、黑等不同颜色的痧斑点，这是内在寒湿火毒的瘀滞。拍完以后喝一大杯温白开水，加速排毒，一两周一次，连续几次后会发现痧斑逐渐减少，身体也感觉越来越轻松。

多晒太阳

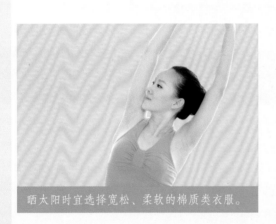
晒太阳时宜选择宽松、柔软的棉质类衣服。

背部为阳中之阳，如果背部受冷，则风寒之邪极易通过背部经络入侵，伤及阳气而致病。人体内脏腑的正常功能全靠阳气来支撑。痰湿体质的人要多晒太阳，阳光能够祛除湿气，振奋阳气。特别是背部的膀胱经和督脉，宜经常晒晒，让自己体内阳气充盈。

少吃甜食

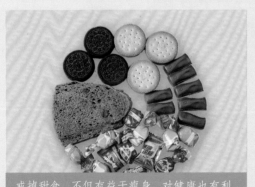
戒掉甜食，不但有益于瘦身，对健康也有利。

痰湿体质者大都喜欢吃甜食，所以体型都偏肥胖。中医认为，一旦放任自己吃过多甜品，就会伤害到脾，这叫"滋腻碍脾"，甜腻之味消化不了，就转化为痰。所以痰湿体质者要少吃甜食。

快步走

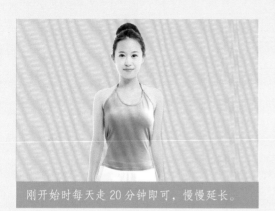

刚开始时每天走 20 分钟即可，慢慢延长。

想要祛湿，一定不能少了运动，而且建议多户外运动。长期湿气重的人大多气虚，不能一开始就做太耗气的运动，快步走即可。快步走能加速体内脂肪燃烧，起到减肥的效果。走的时候要集中精神，挥动手臂大步走，拉动全身肌肉。刚开始时每天走 20 分钟即可，循序渐进，逐渐延长时间。

多喝热水

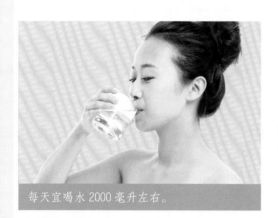

每天宜喝水 2000 毫升左右。

多喝热水可以帮助身体将湿邪等排出体外。特别是夏季，大多数人因为热喜欢食用大量寒凉食物，会加重体内的湿气。喝热水可以促进体内的湿邪由毛孔排出体外，不过度消耗阳气，伤害到脾。

保持好心情

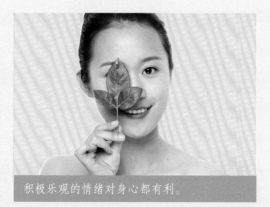

积极乐观的情绪对身心都有利。

怒气伤肝，忧思伤脾，痰湿体质的人损伤较多的就是肝、脾，所以，保持一个良好的心态，遇到事情要先冷静，及时调节情绪，对祛除痰湿有至关重要的作用。

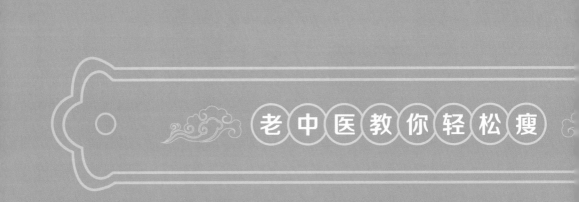
老中医教你轻松瘦

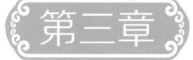

第三章

补气养血，促进代谢

中医认为，肥胖症与人的气血不足有着非常大的关联，肥胖人群多气血不足，新陈代谢能力差。只有滋补气血，促进新陈代谢，才有助于脂肪燃烧。平时除了要多吃一些有助于滋补气血的食物外，还要多做一些有氧运动，同时配合穴位按摩和生活调养，多管齐下，补气养血，达到瘦身目的。

气血与肥胖

气血对人体生命活动起着非常重要的作用，气血不足不但对人的精神状态有影响，还可能导致身体变胖。因为人体气血不足，新陈代谢速度就会减慢，不能及时将身体内的垃圾排出体外，从而导致人越来越胖。

气血两虚型肥胖

一个气血平衡的人，身体内气与血运行有条不紊，进餐之后，该吸收的营养物质吸收了，该气化的气化掉了，该排泄的排泄了，身体自然不胖不瘦。一个气血两虚的人，身体内气与血运行不充分，进餐之后，营养物质不能被气化吸收利用，产生的废物也无法顺利排出，这些没有被气化掉的物质就被转化成脂肪。让我们一起来看看气虚、血虚与肥胖的关系。

气血两虚型肥胖解析		
特征	临床表现	病因及治则
气虚	食欲不振、不正常进食、爱吃零食，容易疲劳、一动就出汗、气喘，或伴有怕冷、易感冒，小便少，眼睑水肿，面色无华，心悸、气短，腹大胀满，舌质淡红、舌体胖大、边有齿痕，舌苔白腻或白滑，脉沉细弱	多因元气不足，导致消化功能下降，代谢异常。治宜健脾益气、化痰祛湿
血虚	脸色、指甲、牙龈、眼睑淡白，容易头晕、心悸，食欲正常，但小腹饱满突出，手脚较细，躯干胖	多因体内血液不足，脏腑器官得不到濡养导致身体代谢功能发生异常，最终导致肥胖。治宜补血养血

为什么"喝凉水都长肉"

　　人的体重与气血有着直接的联系。人为什么会胖呢？有人说胖是因为吃得太多，营养过剩。这话有一定道理，又不全面。我们周围有很多这样的人，他们吃得比谁都多，可是人却很瘦；还有一些人，吃得很少，照样很胖，按照他们的说法，就是"喝凉水都长肉"。这种体质的人之所以胖，多是因为气血虚。气虚之后，人体内的运动没有了力量，脂肪和其他杂质不能正常被代谢出体外，于是，人就胖了起来。

小贴士

气血两虚型肥胖的调补方法

1. 多梳头。头部是人体经络汇集的重要部位，穴位丰富。梳头有助于促进头部气血循环。

2. 多吃有助于补气血的食物，如黑豆、菠菜、南瓜、桂圆、大枣、赤小豆等。

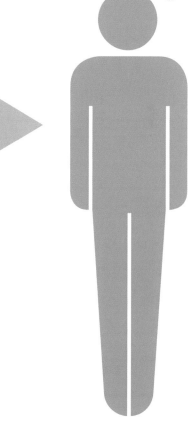

2 大气血两虚型特征：
气虚、血虚

哪些习惯伤气血

元气对人至关重要，引起气虚的原因有很多，比如久病、年老体弱、先天体质较差等，还有生活中的某些不良习惯也会伤到气，比如熬夜、纵欲、久卧等，我们要注意这些生活中的小细节，尽量不要伤到气机。而血虚不仅和先天遗传有关，更多的来自后天因素。比如久病会消耗气血，导致血虚；平时工作、学习或玩游戏用脑、用眼过度也会导致血虚……总的来说，就是长期用血过度而补充不足，导致的血虚。

熬夜伤神，损伤心脾

熬夜会消耗心神和元气，让人感觉疲劳。原本该在晚上睡觉的时候补充人体白天消耗掉的元气，却又强行调动身体的元气去支持熬夜的行为，久而久之就会气虚。若是短期内气虚，可以喝花旗参茶、参芪大枣茶等补充元气。但若长期熬夜，人的体质就会下降，容易患上各种疾病。

七情不畅，容易肝气郁结

平时尽量保持平和的心态，因为喜、怒、忧、思、悲、恐、惊等七情，或多或少都会伤害人的健康，所以有"七情内伤"的说法。就怒来说，主要伤肝，人大怒时，肝气就会上逆，血也随之上溢，影响到其他脏腑。只有肝气疏通、畅达，才能维持气血正常运行。

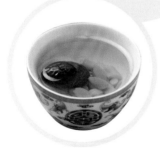

参芪大枣茶有补气和中、养血安神的作用。

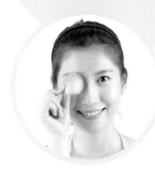

保持心情愉悦，使肝气舒畅，才有利于气血运行。

久卧不动，最易伤气

长时间躺在床上不动，气的运行就会变得缓慢，营养物质到达身体各部位的速度也就相应减慢，就会出现气机阻滞、气机失调的病理活动，直接后果就是伤害脾胃，消化不良。而脾胃是气机的中转站，又决定着气的升降出入运动，所以气的运输功能降低，生成的新气不能及时地补充到身体里，自然就会导致气虚。

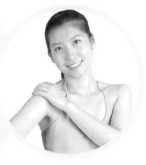

气虚的人如果长时间卧床不活动，不但不利于症状的好转，反而有可能加重症状，应在平时多做运动。

饮食不节，脾胃虚弱
不能化生气血

如果日常饮食没有规律，经常暴饮暴食，饥饱不调；或者嗜食偏食，导致营养不良，这些都有可能损伤脾胃，使其化生水谷精微的能力下降，造成体内气血的来源不足，导致气血两虚。

用脑、用眼过度，
易损耗阴血

用脑其实是一件很耗气血的活动，用脑、用眼过度，必然导致血虚。很多人因为工作压力大，用脑、用眼过度，出现了脱发、白发、眼睛干涩的现象，其实这都是血虚的表现。

经常吃油炸食品，不易消化，会损伤脾胃功能，也不利于气血运行。

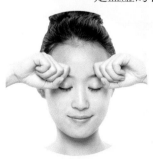

用眼过度者，闲暇时可以多按摩眼周，以促进气血运行。

判断自己是不是气血两虚

　　气血是人体的后天之本，人体的脏腑、经络、骨骼乃至皮肤毛发都需依赖气血的滋养。打个比方，气血其实类似于汽车的汽油，如果汽油加满，汽车就能正常使用；反之，汽车就会熄火。正如《黄帝内经》所说："气血失和，百病乃变化而生。"那么，气血两虚的症状有哪些呢？

察细节

　　如果平时难以入睡，夜里总是惊醒，小便频繁，呼吸深重，是气血亏虚的表现；另外，气血两虚还有一个典型的症状就是手脚冰凉，有些人平时工作中一坐就是半天，很少运动，时间长了心脏功能就会减弱，血液流动速度变慢，因此容易出现手脚冰凉的情况。

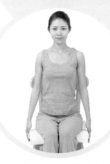

长期久坐不利于气血运行，所以坐久了要起来走一走。

看面部

　　头发乌黑、浓密、柔顺代表气血充足。头发干枯、发黄、发白、开叉以及掉发一般是气血不足的表现；眼白的颜色变得混浊、发黄、有血丝，眼袋很大，眼睛干涩，眼皮沉重，都代表气血不足。另外，皮肤暗淡、面部有皱纹、发青、发黄、长斑，也是气血不足的表现。

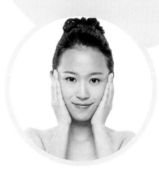

面部长斑、有皱纹，可以用手掌搓脸的方法促进面部气血运行。

看舌头

舌质偏淡，多数表示伴有贫血、气血两亏，或者体内寒气较重；舌淡而舌边有齿痕，是典型的气虚特征；如果舌质淡白、舌体胖嫩，则说明是水湿内停，也就是由气虚阴虚而引起的水液代谢障碍。

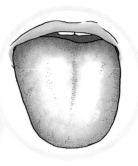

舌头是反映健康状况的一面镜子，经常观察舌象，可以及时知晓体内气血运行状况。

观精神

萎靡不振、举止畏缩、说话没有力气，说明血液循环很慢，气血不足；皮肤肌肉枯萎，精力不够充沛，夜里还容易失眠，说明阳气衰，阴血少；运动后会出现胸闷、气短、疲劳的情况，说明气血已经出现了亏虚的状况。

看双手

有的人双手时常冰冷，或者手心、手背温度差异大，表示气血不足或失衡。另外，无论孩子还是成人，如果手指指腹扁平、薄弱或指尖细细的，一般代表气血不足，而手指指腹饱满，肉多有弹性，则说明气血充足。

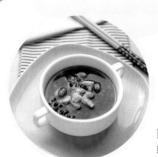

因为气血亏虚导致失眠者，平时可以吃一些有助于睡眠的食物，如花生、黑豆。

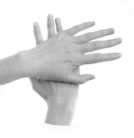

手部冰凉时，搓搓手，可加快手部血液循环。

补气养血的方法

很多气血两虚的胖人属于虚胖，传统的控制饮食和增加运动量并不能从根源上解决问题，甚至会加重身体不适，所以一旦出现气血两虚型肥胖，就要想办法从根源上调理，将气血补回来。做好以下几点，有助于很好地补气血。

饮食调养

生活中有助于补气血的食物有很多，比如菠菜、番茄、大枣、香菇、牛肉、胡萝卜、木耳、莲藕、鲤鱼等，平时可以适量多吃一些。

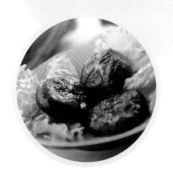

香菇是很好的补气食物之一，可以炒食，也可以做汤。

中药调养

中药调理相比食补来说，见效更快，对于那些气血严重不足的人来说，可以选择合适的中药如黄芪、人参、西洋参、当归、熟地黄、阿胶等来补气血。可以直接找中医面诊，开一个适合自己体质的药方。

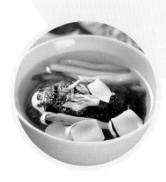

许多补气血的中药可以搭配食材做成药膳经常食用。

经络穴位调养

坚持刺激身体上的很多穴位，能够起到补气血的作用，这也是一种安全、健康的补气血的方式。平时可以通过按摩关元穴、膻中穴、气海穴、血海穴、足三里穴等穴位，促进气血运行顺畅，从而达到"生气旺血"的效果。

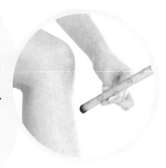

足三里穴是补中益气的要穴，用按摩或温灸的方法刺激皆可。

人体反射区调养

心主血脉，心的气血充足，则能养神，使心神灵敏不惑。心神清明，则能驭气调控血液运行，以滋润营养全身脏腑、形体官窍以及心脉自身。所以，刺激手、足部的心反射区对补气血也有很大的帮助。

生活调养

如果气血亏虚，可以适当进行一些运动锻炼身体。运动可以促进人体的气血流动，脾胃功能也会得到一定的改善。脾胃功能增强有助于气血的流动和生成，从而改善气血两虚的症状。

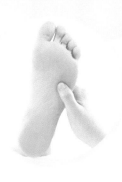

刺激手、足部心反射区，可以促进血液循环，帮助人体补气血。

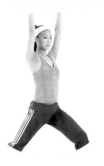

运动方法可按照自己喜好，量力而行，循序渐进。

这样吃，补气养血

菠菜

　　菠菜是一种很好的补气血食物，可以养血止血、敛阴润燥、利五脏、润肠胃、活血脉。此外，菠菜热量低，富含丰富的维生素、矿物质、膳食纤维，食用后可增加胃的饱腹感，促进肠道蠕动，预防便秘并及时排出毒素，从而达到减肥的目的，是适合瘦身期间食用的佳品。

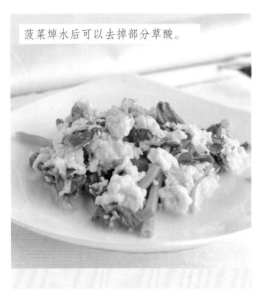

菠菜焯水后可以去掉部分草酸。

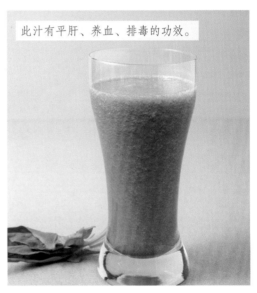

此汁有平肝、养血、排毒的功效。

菠菜炒鸡蛋

原料：菠菜 150 克，鸡蛋 2 个，盐、植物油各适量。

1 菠菜择洗干净，切段，焯熟后捞出；鸡蛋打散。

2 油锅烧热，鸡蛋液倒入锅中，煎成块；加入菠菜段，翻炒后加盐调味即可。

芒果菠菜汁

原料：菠菜 50 克，芒果 150 克。

1 芒果去皮，去核，切小块；菠菜洗净，切段，焯熟。

2 将芒果块、菠菜段放入榨汁机中，加适量水一同榨成汁即可。

瘦身食用方式：

炒食、凉拌、做汤均可。

挑选技巧：

1.色泽浓绿，根部为红色的菠菜较好。

2.菠菜叶较大、叶面较宽、叶柄较短者为佳。

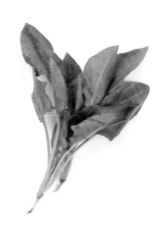

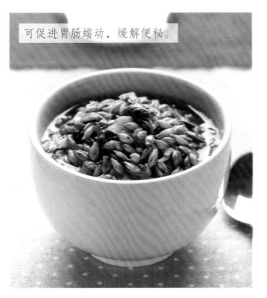

可促进胃肠蠕动，缓解便秘。

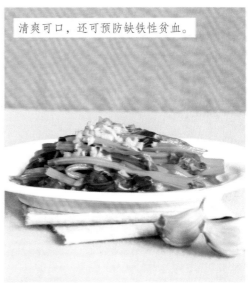

清爽可口，还可预防缺铁性贫血。

菠菜大麦粥

原料：菠菜 60 克，大麦 30 克。

1 菠菜洗净，切小段，在沸水中焯熟，捞出；大麦洗净，浸泡 2 小时。

2 锅中加适量水，放入大麦，大火煮沸后改小火，待粥熟时，放入菠菜段稍煮即可。

蒜蓉菠菜

原料：菠菜 200 克，蒜蓉 20 克，姜末、盐各 3 克，植物油适量。

1 菠菜择洗干净，切段，焯水，盛出。

2 锅置火上，倒油烧至五成热，下姜末、蒜蓉爆香，倒入菠菜段翻炒至熟，加盐调味即可。

番茄

番茄能生津止渴、健胃消食，还含有丰富的膳食纤维和维生素等物质，不仅可以增加饱腹感，还能促进肠道收缩、蠕动，加快排出体内废物。此外，番茄中的苹果酸、柠檬酸等有机酸能帮助消化，减少脂肪堆积。

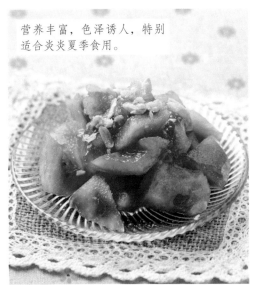

营养丰富，色泽诱人，特别适合炎炎夏季食用。

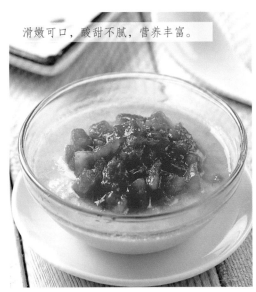

滑嫩可口，酸甜不腻，营养丰富。

番茄拌松子仁

原料：番茄 300 克，松子仁 10 克。

1 番茄洗净，切块；松子仁放入锅中，用小火烘出香味，盛出切碎。

2 将番茄块装盘，撒上松子仁碎，拌匀即可。

番茄蒸蛋

原料：番茄 200 克，鸡蛋 1 个，盐、植物油各适量。

1 番茄洗净，去皮，切丁，放入油锅中，翻炒片刻。

2 鸡蛋打散，加适量水和盐，搅匀，小火蒸煮至七成熟时，放入番茄丁，继续蒸熟即可。

瘦身食用方式：

可生食，特别是夏季；可烹制，但应避免长时间高温加热。

挑选技巧：

1. 皮薄，摸上去结实不松软。

2. 观察番茄底部的果蒂，脐小则说明筋少汁多，果肉厚。

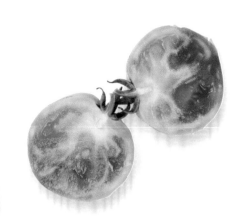

可清肠、保护视力，久坐电脑前的人宜常饮。

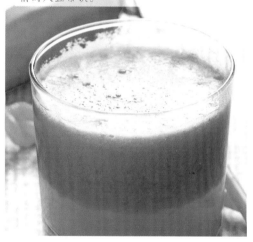

酸甜可口，热量低。

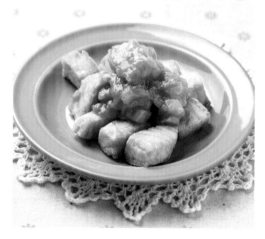

番茄胡萝卜汁

原料：胡萝卜 100 克，番茄 200 克。

1 胡萝卜、番茄分别洗净，切小块。

2 将胡萝卜块、番茄块放入榨汁机中，加入适量水一同榨汁即可。

番茄三文鱼

原料：番茄 200 克，三文鱼 100 克，盐、植物油各适量。

1 番茄和三文鱼分别洗净，切小块。

2 烤盘上铺一层锡纸，放上三文鱼块，放入预热后的烤箱内烤熟。油锅烧热，放入番茄块煸炒，加盐炒匀,盛出番茄酱汁。

3 将番茄酱汁浇在三文鱼上即可。

香菇

　　香菇能够扶正补虚、健脾开胃、化痰理气。其含的膳食纤维能减少肠道对胆固醇的吸收，非常适合肥胖合并高血脂的人群食用，但痛风患者需慎食或少食。

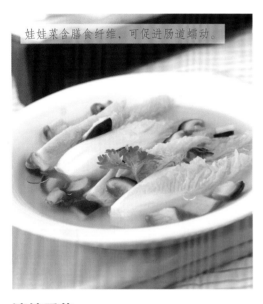

娃娃菜含膳食纤维，可促进肠道蠕动。

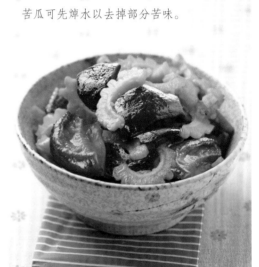

苦瓜可先焯水以去掉部分苦味。

清炖香菇

原料：娃娃菜 300 克，香菇 50 克，香菜末、盐、料酒各适量。

1 娃娃菜去根，洗净；香菇去蒂，洗净，切块。

2 锅中加入适量水，放入香菇块，大火烧开，转小火煮熟，加入娃娃菜稍煮，再加入盐、料酒，撒上香菜末即可。

香菇苦瓜条

原料：苦瓜 150 克，香菇 100 克，盐、姜丝、植物油各适量。

1 苦瓜洗净，去瓤，去子，切片；香菇去蒂，洗净，切块，焯水。

2 油锅烧热，爆香姜丝，放入苦瓜片、香菇块翻炒，加入盐调味即可。

瘦身食用方式：

清炒、炖汤等皆可。

挑选技巧：

1. 香菇的菌盖厚实、齐整，盖面平滑，大小均匀。

2. 无霉变、碎屑。

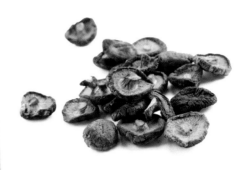

二者都是降脂能手，同食减肥效果更佳。

清爽可口，补气益胃，降血压。

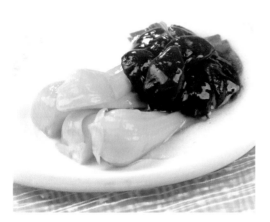

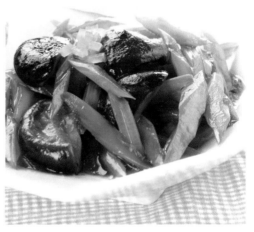

香菇油菜

原料：油菜 100 克，香菇 150 克，盐、植物油各适量。

1 油菜洗净，焯水；香菇去蒂，洗净，切块，焯水。

2 油锅烧热，放入香菇块炒至熟透，放入油菜略炒，加入盐调味即可。

香菇炒芹菜

原料：香菇 150 克，芹菜 100 克，生抽、盐、植物油各适量。

1 香菇去蒂，洗净，切块，焯水；芹菜择洗干净，切段。

2 油锅烧热，放入香菇块、芹菜段，加入生抽、盐炒匀即可。

牛肉

　　牛肉有补中益气、健脾养胃、强筋健骨的作用，除了含较多的蛋白质，维生素、矿物质含量也较丰富，而且其脂肪和胆固醇含量不高。相比其他部位的牛肉，牛里脊肉、牛腿肉的脂肪含量更低，更适宜有瘦身需求的人食用。

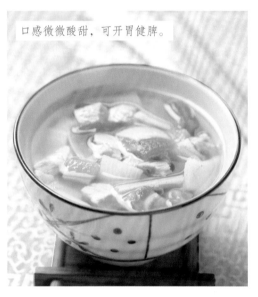

口感微微酸甜，可开胃健脾。

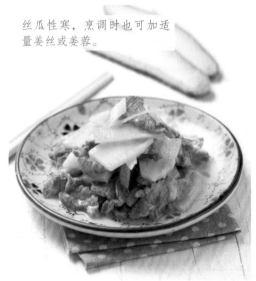

丝瓜性寒，烹调时也可加适量姜丝或姜蓉。

牛肉番茄汤

原料：番茄、苹果各 50 克，牛肉 70 克，盐、植物油各适量。

1 苹果洗净，切块；番茄洗净，切块；牛肉洗净，切块，用沸水氽至断生。

2 油锅烧热，放入番茄块煸炒，加适量水煮沸，放入苹果块、牛肉块煮 15 分钟，加盐调味即可。

牛肉炒丝瓜

原料：牛肉 100 克，丝瓜 70 克，盐、料酒、蛋清、植物油各适量。

1 牛肉洗净，切片，加盐、料酒、蛋清腌制 15 分钟左右；丝瓜洗净，去皮，切片。

2 油锅烧热，放入牛肉片炒至变色，放入丝瓜片翻炒至熟，加盐调味即可。

瘦身食用方式：

不宜熏、油炸，可煮、炒等。

挑选技巧：

1. 肉呈均匀的红色，有光泽。
2. 弹性好，指压后凹陷恢复较快。
3. 鲜肉表面干燥，不粘手。

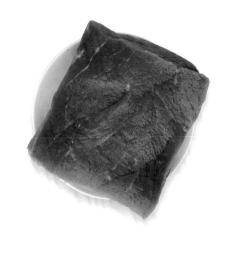

味道可口，营养丰富。

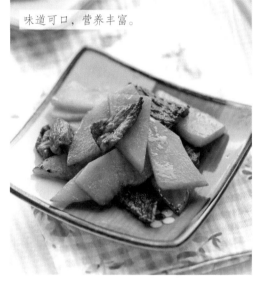

具有补脾胃、益气血、强筋骨等作用。

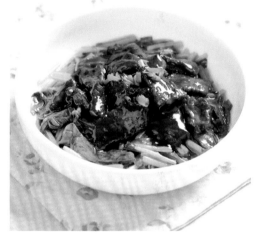

牛肉炒南瓜

原料：南瓜 150 克，牛肉 100 克，蛋清、盐、植物油、料酒各适量。

1 牛肉洗净，切片，加盐、蛋清、料酒腌制 15 分钟；南瓜去皮，洗净，切片。

2 油锅烧热，放入牛肉片，炒至牛肉变色后盛出，放入南瓜片炒至熟透，再放入牛肉片、盐翻炒片刻即可。

牛肉炒菠菜

原料：牛肉 50 克，菠菜 100 克，盐、料酒、蛋清、植物油、葱花各适量。

1 菠菜择洗干净，切段，焯水断生；牛肉洗净，切片，加盐、料酒、蛋清腌制 15 分钟。

2 油锅烧热，放入牛肉片炒至变色，放入菠菜段继续翻炒，最后加盐调味，撒上葱花即可。

胡萝卜

　　胡萝卜富含胡萝卜素、维生素 B₁、花青素、钙、铁等元素，营养丰富，有养肝明目、健脾除疳、增补气血的作用，加之其本身热量比较低，非常适宜气血两虚型肥胖患者食用。此外，胡萝卜还含有丰富的膳食纤维，可促进肠道蠕动，利膈宽肠，消积通便。

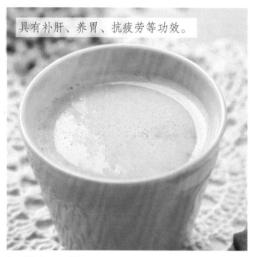

具有补肝、养胃、抗疲劳等功效。

胡萝卜豆浆

原料：黄豆 50 克，胡萝卜 100 克。

1 黄豆洗净，用水浸泡 4~5 个小时；胡萝卜洗净，切小块。

2 黄豆、胡萝卜块一同放入豆浆机中，加适量水打成豆浆即可。

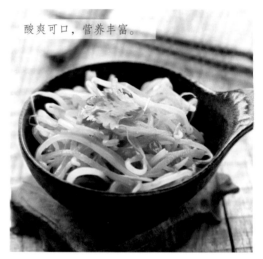

酸爽可口，营养丰富。

胡萝卜凉拌豆芽

原料：胡萝卜 200 克，豆芽 150 克，香菜碎、生抽、醋、盐各适量。

1 胡萝卜洗净，切丝；豆芽择洗干净。

2 锅中加水烧开，分别放入豆芽、胡萝卜丝焯至断生。

3 将豆芽、胡萝卜丝盛入容器中，加入生抽、醋、盐拌匀，撒上香菜碎即可。

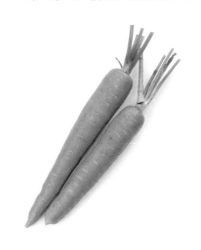

瘦身食用方式：

可生食，也可与其他果蔬一起炒食。

挑选技巧：

1. 表面有光泽，橙红色。

2. 表皮光滑，无裂口，无伤烂。

3. 芯柱小为佳。胡萝卜底部与叶子相连的部分越小，则芯柱越小。

也可做成凉拌菜。

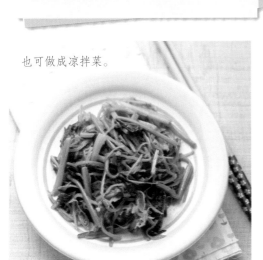

此粥膳食纤维含量高，适合肥胖者食用。

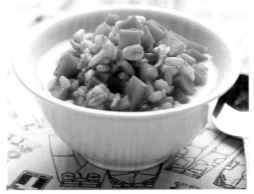

胡萝卜炒菠菜

原料：胡萝卜 200 克，菠菜 100 克，盐、植物油各适量。

1 胡萝卜洗净，切丝；菠菜择洗干净，切段。

2 锅中加水烧开，放入菠菜段焯至断生。

3 油锅烧热，放入胡萝卜丝、菠菜段翻炒至熟，加盐调味即可。

胡萝卜燕麦粥

原料：胡萝卜 100 克，生燕麦、大米各 30 克。

1 胡萝卜洗净，切丁；生燕麦、大米分别洗净。

2 锅中加水，放入生燕麦、大米大火烧开，转小火熬煮至粥熟，放入胡萝卜丁微煮即可。

木耳（干）

　　木耳中含有丰富的植物胶原，具有较强的吸附作用，还可以补气益血、清胃涤肠、利五脏，促进人体排出体内的垃圾，有良好的排毒清肠、瘦身去脂、降血压功效。

能帮助清除肠道内的垃圾和毒素。

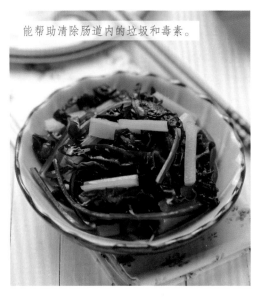

可清肠通便，适合减肥期食用。

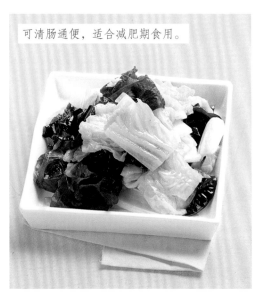

木耳拌海带丝

原料：芹菜 150 克，干木耳 5 克，干海带 20 克，生抽、醋、盐各适量。

1 木耳、海带分别泡发，洗净，切丝；芹菜择洗干净，切段；芹菜段、木耳丝、海带丝用沸水焯熟。

2 将生抽、醋、盐放入芹菜段、木耳丝、海带丝中拌匀即可。

木耳炒白菜

原料：白菜 150 克，干木耳 5 克，盐、醋、花椒、植物油各适量。

1 木耳用水泡发，洗净，撕小朵；白菜洗净，切片。

2 油锅烧热，放入花椒炒出香味后，放入白菜片、木耳翻炒，加盐、醋调味即可。

瘦身食用方式：

泡发焯烫后凉拌为佳；炒、煮均可。

挑选技巧：

1. 乌黑色，色泽均匀。

2. 优质的木耳卷曲紧缩，叶薄。

3. 朵片坚挺、有韧劲，不易被捏碎。

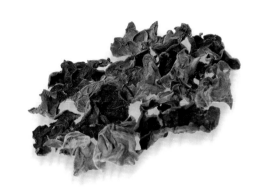

对预防高血压、动脉硬化等
十分有益。

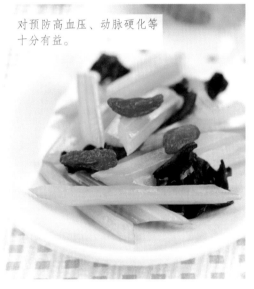

黄瓜搭配木耳，排毒、
减肥效果好。

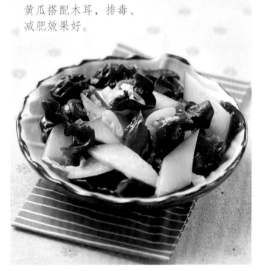

木耳炒芹菜

原料：芹菜 150 克，干木耳 6 克，葱花、枸杞子、盐、蚝油和植物油各适量。

1 木耳泡发，洗净，撕小朵；芹菜择洗干净，斜刀切段。

2 油锅烧热，爆香葱花，捞出葱花，再放入芹菜段、木耳翻炒，加入蚝油提鲜，放枸杞子继续翻炒，加盐调味即可。

木耳炒黄瓜

原料：黄瓜 1 根，干木耳 5 克，葱花、盐、植物油各适量。

1 木耳泡发，洗净，撕小朵；黄瓜洗净，切菱形片。

2 油锅烧热，放入葱花煸香，放入黄瓜片、木耳翻炒，加盐调味即可。

莲藕

莲藕能帮助人体排出毒素,减少脂类的吸收。常吃莲藕还能促进消化、健脾益胃,适合气血两虚的肥胖者食用。

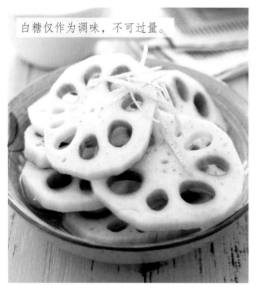

白糖仅作为调味,不可过量。

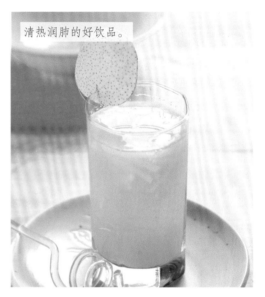

清热润肺的好饮品。

柠檬莲藕

原料:莲藕200克、鲜柠檬、白糖、白醋、盐、各适量。

1 莲藕去皮,洗净,切薄片,放入沸水中焯熟。

2 鲜柠檬去皮,放入榨汁机中榨汁;柠檬皮洗净,切丝。

3 将柠檬汁、白醋淋在莲藕片上,加白糖、盐拌匀,撒上柠檬皮丝做点缀即可。

白莲藕梨汁

原料:梨100克,莲藕50克。

1 梨洗净,去核,切小块;莲藕去皮,洗净,切片。

2 将梨块、莲藕片放入榨汁机中,加适量水一同榨汁即可。

瘦身食用方式：

可凉拌、炒食或作为主食食用。

挑选技巧：

1. 粗短的藕节，成熟度足，口感较佳。

2. 莲藕外形要饱满，不要选择外形凹凸不完整的莲藕。

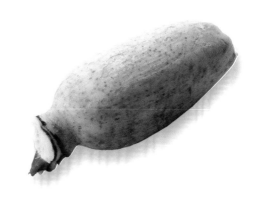

色泽鲜艳，爽口不腻，且热量低。

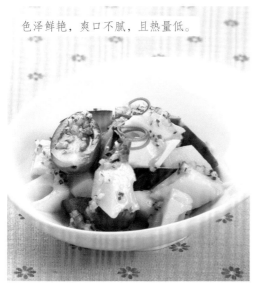

有补益气血的功效。

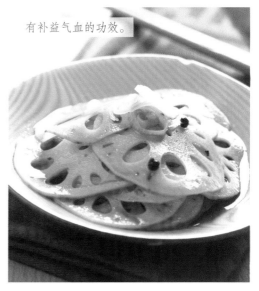

莲藕黄瓜沙拉

原料：莲藕 100 克，黄瓜 100 克，圣女果、调味汁、橄榄油、洋葱末、红椒丝各适量。

1 莲藕去皮，洗净，切块，焯熟，捞出，沥干；黄瓜洗净，切丁；圣女果洗净，对切。

2 将食材装盘，淋上调味汁、橄榄油，拌匀，撒上洋葱末、红椒丝即可。

小炒莲藕

原料：莲藕 200 克，花椒、葱末、醋、植物油、盐各适量。

1 莲藕去皮，清洗干净，切成薄片。

2 油锅烧热，放入花椒煸炒，倒入藕片翻炒，放入盐、醋，继续翻炒。

3 藕片熟透后盛出，撒上葱花即可。

鲤鱼

鲤鱼具有健脾和胃、下气利水、益气健脑的功效。其蛋白质含量高，且质量佳、消化吸收率很高，还能提供人体必需的氨基酸、矿物质等物质。鲤鱼的脂肪大部分是由不饱和脂肪酸组成，具有降低胆固醇的作用，适合肥胖人群食用。

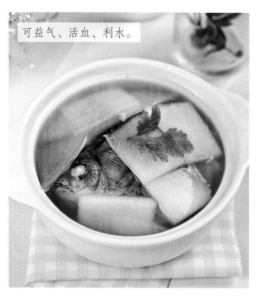

可益气、活血、利水。

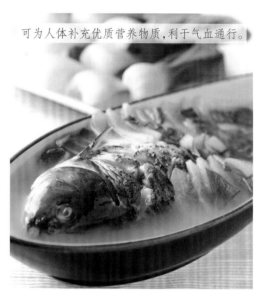

可为人体补充优质营养物质，利于气血通行。

鲤鱼冬瓜汤

原料：鲤鱼半条，冬瓜 100 克，葱段、姜片、香菜、盐、料酒、植物油各适量。

1 冬瓜去皮，去瓤，洗净，切片；鲤鱼处理干净。香菜洗净切段。

2 油锅烧热，下鲤鱼煎至两面金黄色，放入冬瓜片、料酒、盐、葱段、姜片，加适量水煮至鱼熟，捞出葱段、姜片，撒上香菜段即可。

鲤鱼青菜汤

原料：鲤鱼半条，冬瓜、青菜各 100 克，葱末、盐、料酒、植物油各适量。

1 冬瓜去皮，去瓤，洗净，切片；青菜择洗干净；鲤鱼处理干净。

2 油锅烧热，下鲤鱼煎至两面金黄色，加水、料酒、盐、葱末、冬瓜片、青菜，煮至鱼熟即可。

瘦身食用方式：

熬汤、清蒸、烤箱烤制为佳。

挑选技巧：

1.眼略凸，眼球黑白分明，眼面发亮。

2.鳃片鲜红带血，紧贴鱼身；鳃盖紧闭为佳。

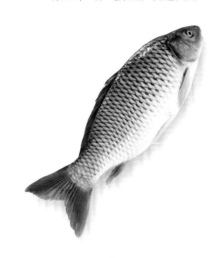

可为人体补充优质蛋白质。

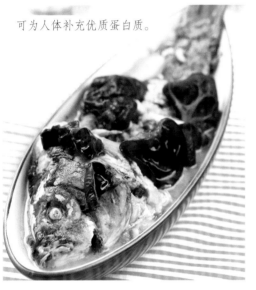

汤鲜味美，丝瓜爽口，还有活血的功效。

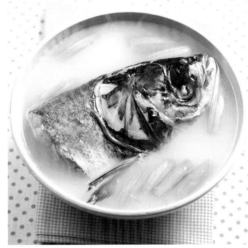

清蒸鲤鱼

原料：鲤鱼1条，干木耳3克，盐、料酒、葱段、姜片各适量。

1 鲤鱼处理干净，在鱼身上划几刀，两面撒盐、浇料酒，用手抹开，腌制15分钟；木耳泡发，洗净，撕小朵。

2 将葱段铺在盘子底部，放上鱼，在鱼身的切口内放部分姜片，另一部分姜片填在鱼肚子里，木耳撒在鱼身表面；蒸锅里加水，放入鱼，加盖蒸熟即可。

鲤鱼丝瓜汤

原料：鲤鱼半条，丝瓜100克，盐、葱、姜各适量。

1 鲤鱼处理干净，剁成块；丝瓜去皮，洗净，切片；葱切段；姜切片。

2 汤锅放在火上，倒入清水，下入鲤鱼块，大火煮沸后转小火，加入葱段、姜片、丝瓜片，继续煮至鱼肉熟，加盐调味即可。

补气养血的家用中药

人参

气虚是肥胖的主要原因之一，反之，肥胖也是判断一个人是否气虚明显的指征。人参大补元气、补益脾肺、生津安神，为中医里补气作用很强的珍贵药材，自然可以补气以增强人体代谢的功能。

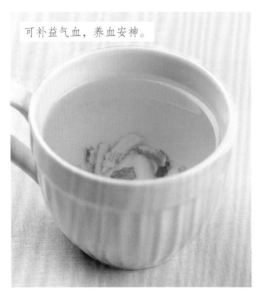

可补益气血，养血安神。

人参当归茶

原料：当归10克，人参3克，白糖适量。

制法：当归、人参浸润切片，放入茶壶，加入白糖，沸水冲泡即可。

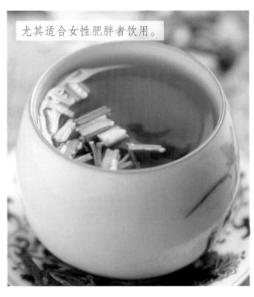

尤其适合女性肥胖者饮用。

人参益母草茶

原料：益母草7克，人参3克，绿茶1克。

制法：人参放入砂锅，分3次水煎，各煎60分钟，将药汁合并。益母草洗净，加绿茶，放入茶壶中，用药汁冲泡，加盖闷5分钟即可。

西洋参

　　西洋参味甘、微苦，性凉，有补气养阴、清热生津的作用，可用于热病或大汗、失血所致的肥胖、神疲乏力、自汗而黏和肺气不足所致的短气喘促、咳嗽，痰少无力、痰中带血或咳声嘶哑等症。但胃肠寒湿者忌服。

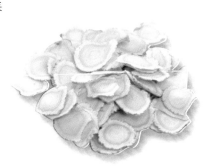

不但有补气的作用，还可以提神醒脑。

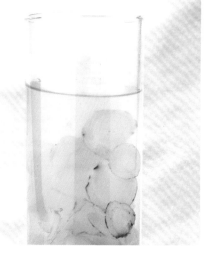

可做早餐食用。

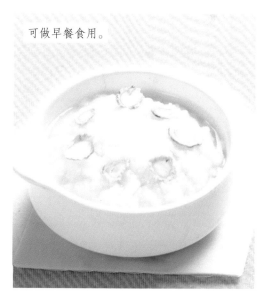

西洋参茶

原料：西洋参片 2 克，蜂蜜适量。

制法：西洋参片洗净，放入茶壶，沸水冲泡，闷 10 分钟，调入蜂蜜。

西洋参粥

原料：西洋参 3 克，大米 100 克。

制法：大米洗净，西洋参浸润切片，将两者一同放入锅中，加入适量水，共煮成粥。

党参

党参味甘,性平,可补脾肺之气(多炙用),用于脾肺气虚引起的倦怠乏力、食少、大便溏稀、语声低微等症状;党参还能养血生津(多生用),对气血两虚所致的面色萎黄、短气懒言、头昏、肥胖以及气津两伤导致的气短口渴有很好的疗效。

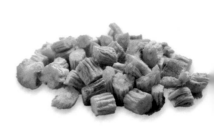

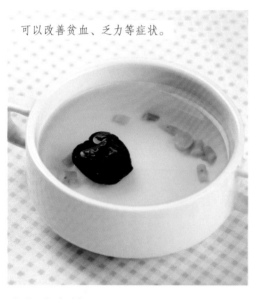

可以改善贫血、乏力等症状。

党参大枣茶

原料:党参 20 克,大枣适量。

制 法:以上 2 味放入锅中,加水煎汤,温热饮。

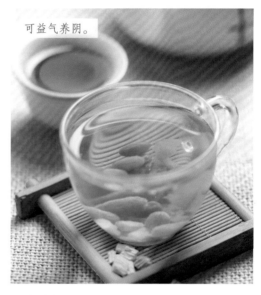

可益气养阴。

参杞茶

原料:党参 9 克,枸杞子 5~10 粒。

制 法:以上 2 味放入锅中,加水煎煮 3 分钟即可。

黄芪

黄芪味甘，性温，归肺经、脾经，有补中益气的功效，可用于改善脾胃气虚；还有升阳举陷和利尿的作用，可用于改善脾虚、中气下陷和气虚导致的水肿、肥胖、小便不利等。

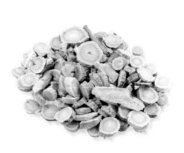

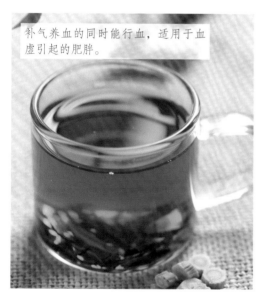

补气养血的同时能行血，适用于血虚引起的肥胖。

黄芪红茶

原料：黄芪 20 克，红茶适量。

制 法：黄芪加适量水煎煮 5 分钟，去渣取汁，冲入红茶即可饮用。

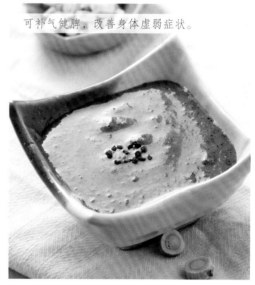

可补气健脾，改善身体虚弱症状。

黄芪黑芝麻奶茶

原料：黄芪 20 克，黑芝麻 10 克，牛奶 200 毫升。

制 法：黄芪、黑芝麻烘干研成粉末，与牛奶搅拌均匀制成饮品。

当归

当归味甘、辛，性温，有养血补血、调经止痛、润肠通便的作用，可用于气血亏虚引起的肥胖、面色萎黄、头昏头晕、目眩、失眠，血虚或血瘀导致的月经不调、痛经、肠燥、便秘等症。尤其适合肥胖伴便秘者服用。但湿阻中焦及大便溏湿者慎服。

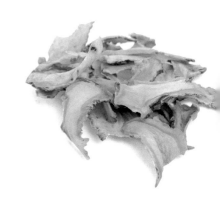

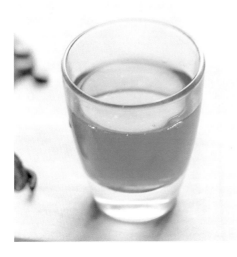

常饮可活血理气，使气血畅通。

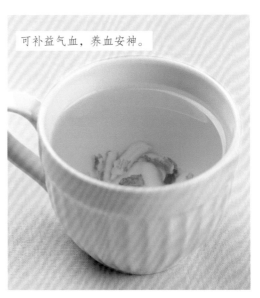

可补益气血，养血安神。

当归青皮茶

原料：当归1克，青皮3克。

制法：当归、青皮同放入杯中，用沸水冲泡，加盖闷5分钟即可。

当归人参茶

原料：当归12克，人参10克。

制法：以上2味同放入杯中，沸水冲泡，加盖闷10分钟即可。

熟地黄

　　熟地黄味甘，性温，归肝经、肾经，有养血滋阴、补精益髓的功效，可用于血虚所致的肥胖、面色萎黄、头昏目眩、心慌、月经不调、崩漏，以及肝肾阴虚所致的善饥欲食、目眩、耳鸣，糖尿病口渴、尿多，以及腰膝酸软、须发早白等症。非常适合肥胖伴血糖高者服用。

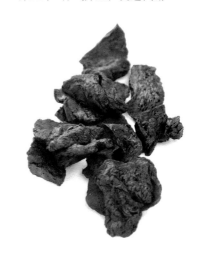

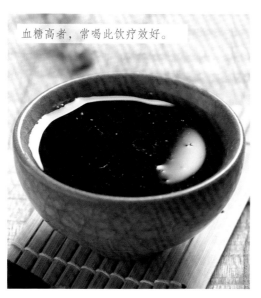

血糖高者，常喝此饮疗效好。

地黄首乌饮

原料：熟地黄 15 克，制何首乌 30 克。

制法：熟地黄和制何首乌加水煎汤。温热饮。

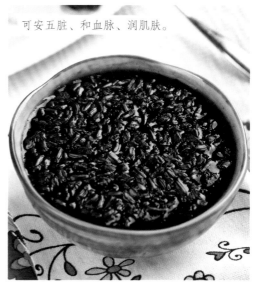

可安五脏、和血脉、润肌肤。

地黄生姜粥

原料：地黄汁 15 克，生姜汁 20 滴，大米 50 克。

制法：大米淘洗干净，加适量水煮成粥，加入地黄汁、生姜汁略煮，搅匀即成。

阿胶

阿胶味甘，性平，可补血止血、滋阴润燥，用于血虚所致的面色苍白或萎黄、头晕眼花、心悸、失眠及气血两虚型肥胖等症。但阿胶较黏腻，脾胃虚弱或泄泻者慎服。

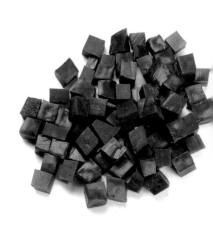

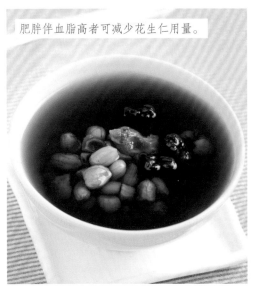

肥胖伴血脂高者可减少花生仁用量。

花生大枣阿胶汤

原料：花生仁 30 粒，大枣 15 颗，阿胶 10 克，桂圆肉适量。

制法：花生仁、桂圆肉和大枣同入砂锅，加适量水，大火煮沸后转小火煨煮 30 分钟。调入阿胶，拌匀，继续煨煮至花生熟即可。

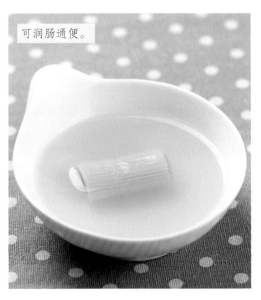

可润肠通便。

阿胶葱蜜茶

原料：阿胶 10 克，葱白 4 根，蜂蜜适量。

制法：葱白洗净、切段，放入锅内，加适量水煮开，加入阿胶、蜂蜜炖化即可。

鸡血藤

　　鸡血藤具有行血补血、调经、舒筋活络的功效，可用于治疗气血不足所致的手足麻木、月经不调、经闭、痛经等症，尤其适宜气血不足导致的肥胖者服用。阴虚火旺者慎用。

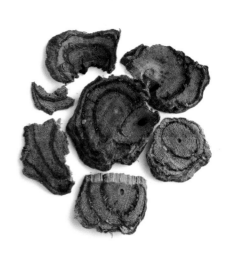

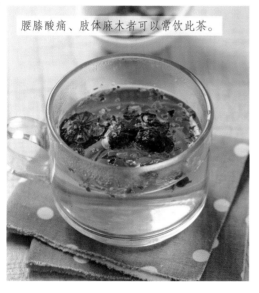

腰膝酸痛、肢体麻木者可以常饮此茶。

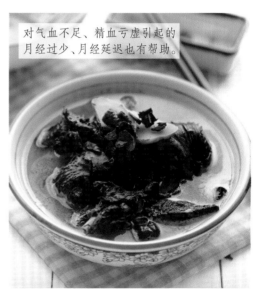

对气血不足、精血亏虚引起的月经过少、月经延迟也有帮助。

鸡血藤茶

原料：鸡血藤 10 克、玫瑰花 3 克。

制法：以上两味用 300 毫升开水泡饮，冲饮至味淡。

鸡血藤乌鸡汤

原料：乌鸡 500 克，鸡血藤 30 克，白芍 10 克，炙甘草 6 克，大枣、盐各适量。

制法：乌鸡处理干净，剁块，用开水汆烫去除血沫；将乌鸡块、鸡血藤、白芍、炙甘草、大枣一起放入砂锅内，加适量清水，大火煮沸，再小火煲 1 个小时，加适量盐调味即可。

刺激经络穴位补气血

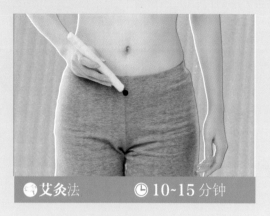

🔥艾灸法　　🕐 10~15 分钟

关元穴

关元穴是补气要穴，刺激此穴，能起到温通经络、理气和血、补虚益损等作用，非常适合气血两虚的肥胖者给身体补充气血。

艾灸方法：点燃艾条后对准关元穴距离皮肤 3~5 厘米，温和灸 10~15 分钟，以皮肤有潮红感为度。

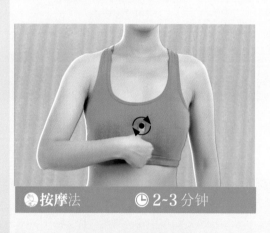

🔄按摩法　　🕐 2~3 分钟

膻中穴

《黄帝内经》中云"膻中者，为气之海"，即膻中穴是容纳一身之气的大海，可用于一切气机不畅之病变。所以，按摩此穴，可以打开"气闸"，让全身之气充足起来。

按摩方法：用拇指指腹按揉膻中穴，每次按摩 2~3 分钟。

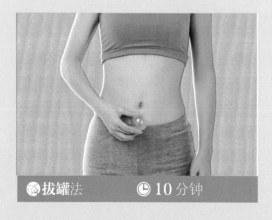

🔴拔罐法　　🕐 10 分钟

气海穴

气海穴是补气的要穴。中医认为此处是人体之中央，是生气之源，人体的元气由此而生，所以对阳气不足、生气乏源导致的肥胖，刺激气海穴往往具有很好的疗效。

拔罐方法：选择大小合适的罐具，吸拔在气海穴处，留罐 10 分钟。

血海穴

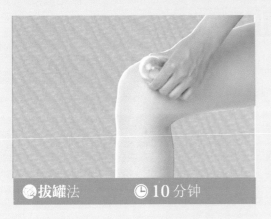

拔罐法　🕐 10分钟

血海，顾名思义就是气血充盈如大海。血海穴是脾经所生之血聚集之处，有化血为气，运化脾血之功能。按摩血海穴可以刺激脾经，促使人体气血畅通，有效改善因为气血不足引起的气血两虚型肥胖。

拔罐方法：选择大小合适的罐具，吸拔在血海穴处，留罐10分钟。

足三里穴

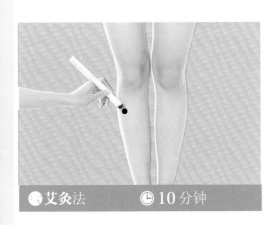

艾灸法　🕐 10分钟

中医认为，人体气血最多的经络是胃经，而足三里穴是胃经的主要穴位之一，它具有补中益气、通经活络、扶正祛邪的功能。刺激足三里穴，可以促进气血的生化与运行。

艾灸方法：点燃艾条，温和灸足三里穴，每次灸10分钟为宜。

足部心反射区

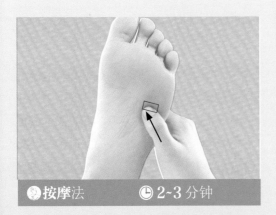

按摩法　🕐 2~3分钟

心反射区有补气益气、生血的功效，对于血气不足引起的心律不齐、失眠、神经衰弱、气血两虚型肥胖等均有很好的疗效。

按摩方法：用拇指指腹按压足部心反射区 2~3分钟。

生活调养补气血

血的运行离不开气的推动，生活中除了适量进补一些补气养血的食物和药材，还要多做一些能让体内气血充足的事情，比如拍手、午睡……调好气血，先保证气血充足、通畅，才有助于减肥。

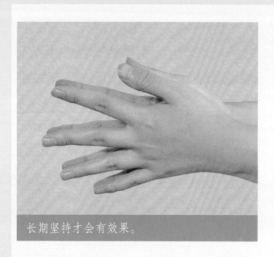

长期坚持才会有效果。

拍手

拍手看似简单，却能够补阳气。因为手是阳气的大本营，手上有很多穴位，拍手可以振奋阳气，推动全身气的运行。方法为：十指分开，手掌对手掌，手指对手指，连续拍击。刚开始轻拍，逐渐加重，以自己的双手能承受为度。

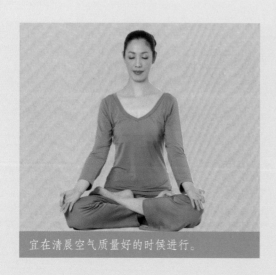

宜在清晨空气质量好的时候进行。

养气呼吸吐纳法

养气呼吸吐纳法是通过静坐和呼吸，修复生命能量，恢复生命活动，贯通气血，培养正气，可平衡阴阳，协调脏腑，疏通经络，活跃气机。方法为：采取打坐方式，根据自己身体可适应程度，采取单盘腿、双盘腿或不盘腿，自然放松即可。然后闭上眼睛、嘴巴，牙齿轻叩，采用腹式呼吸法，让气体在整个腹腔中呼与吸，以培养正气。

三圆式站桩

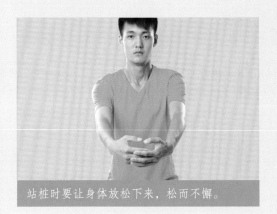

站桩时要让身体放松下来，松而不懈。

　　站桩能调动全身的气机，促进气血的流通，加速人体新陈代谢。动作为：两脚分开，与肩同宽，两手由身体两侧向前合抱于腹前，位置与脐同高，两臂抱圆；同时两膝微屈，重心下沉，两膝关节微微向两旁打开。背略弓形，胸要含，背要拔，腰背部略向后拱。所谓"三圆"是足圆、臂圆、手圆的意思。

泡脚

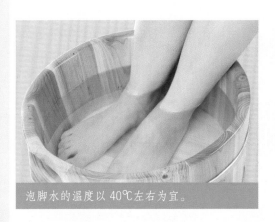

泡脚水的温度以40℃左右为宜。

　　下午5点到晚上7点，是肾经的活跃期，在这个时段泡脚，可以疏通肾经。同时，肝经的活跃期是从凌晨1点到3点，在傍晚泡了脚之后，肾生成了足够的血，肝就能充分发挥自己藏血的功能。

养成午睡的习惯

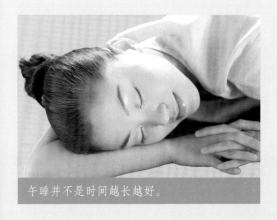

午睡并不是时间越长越好。

　　滋养气血离不开良好的睡眠，尤其是午时，短暂休息15分钟就可以让全身气血充足，神清气爽一下午。午时心经当令，心经最旺，心主血脉，其华在面，短暂的午休能使人气血充盈，面色红润。

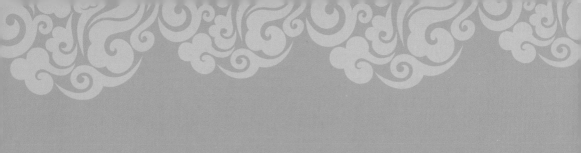

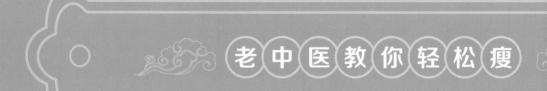

老中医教你轻松瘦

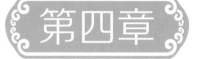

第四章

疏肝和胃，运化通畅

　　肝主疏泄，有保持气机通畅的作用，一旦疏泄功能失常，就会出现肝气郁滞，在这种情况下，肝气便不能维持气机通畅条达。肝失疏泄，横逆犯胃，胃的蠕动功能减弱，导致食物在胃内停留时间过长。食物在胃内积滞过久化热，会影响脾的运化，湿热蕴脾，导致肥胖。治疗肝郁胃热型的肥胖，要从调理肝胃开始。

肝、胃与肥胖

肝郁胃热型肥胖多由于压力所造成，压力过大，肝之疏泄功能下降，也会影响到脾胃，使胃火上亢，食欲异常旺盛。这种类型的肥胖人群，多工作忙碌，常靠吃来舒解压力，尤其喜欢吃甜食。久而久之，容易导致肥胖，就是我们平常所说的"压力肥"。

肝郁胃热型肥胖

肝主疏泄，因压力、情志因素，造成肝气郁结，使肝胆疏泄功能失调，不仅影响胆汁正常分泌及输布以净浊化脂，而且影响脾胃运化，浊脂内聚造成肥胖。一起来看看肝郁胃热型肥胖的临床表现和病因、治则。

肝郁胃热型肥胖解析		
特征	临床表现	病因及治则
肝郁	易头痛、失眠，易烦躁、发怒，皮肤粗糙、暗沉，身体代谢缓慢，四肢乏力	肝喜条达，既升发阳气，又通调三焦之气机，与水湿、津液的运行气化密切相关。七情所伤，常致肝气郁滞，失于调畅，横逆乘脾，影响脾之健运、气机之升降转输，导致肥胖。治宜疏肝理气
胃热	胃口佳，多食易饥，面部常通红，牙龈有时会红肿疼痛，口干喜饮、舌燥、口臭，容易长口疮、口角炎，呃逆，小便量少、色偏深黄，大便黏稠臭秽，舌质深红、舌苔黄厚	"脾胃为仓廪之官"，胃主受纳，脾主运化。胃纳之物经胃内腐熟，其精华部分由脾运化至五脏六腑、经络、四肢百骸，以滋养全身。肝气犯胃或进食过多，造成胃中食物积滞而化热，且脾运化输布水谷精微的负担过重，一些不能被输布的精微物质积滞体内，化为痰浊膏脂，使人形体臃肿。治宜泻胃热、化痰浊、通宿便

为什么适当节食利于泻胃热

　　节食瘦身不适于所有减肥者，但是对于胃热的肥胖者来说，要适当控制自己的食欲。当饥饿感出现时，不要每次都顺应自己的食欲去享受美食，而是应当转移注意力，以克制自己的饮食欲望。这样不仅可以达到瘦身的目的，还能改善消化系统功能。

小贴士

肝郁的调补方法

1. 多吃绿色食物。绿色食物有益肝经，能消除疲劳、舒缓肝郁。

2. 中医讲，肝主疏泄、调达气机，柔则气顺血和，郁则气逆血乱，因而肝喜调达舒畅，所以，肝郁的人平时应注意少发怒，以免伤肝。

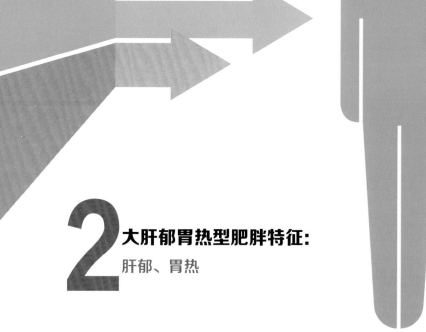

2大肝郁胃热型肥胖特征：

肝郁、胃热

哪些习惯伤肝、胃

生活中很多不良的习惯会让我们的肝和胃受到影响，比如熬夜、吸烟、饮酒、长期抑郁、滥用药物等对肝的伤害很大；饮食不规律、偏食、挑食、经常吃到胃胀、不注意胃部保暖、吃饭后立即运动等对胃的伤害很大。我们平时要避免长期嗜好辛辣食物、常吃腌制食物、抽烟喝酒无度等不好的生活习惯。

常吃腌制食物

中医认为咸入肾，经常食用腌制的食物会加重肾脏的负担。肝肾同源，肾好肝就好，肾受到损伤自然也不利于肝脏健康。

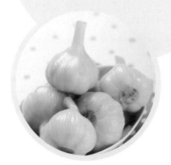

食物在腌制的过程中需要用大量的盐，饮食过咸会升高血压，诱发心脑血管疾病。

嗜好辛辣食物

辛辣食物能助火，加重肝火。另外，辛辣食物摄入过多容易"耗气"，导致气虚，会降低身体的免疫能力。若是肝经有湿热者，再摄入辛辣食物，会加重湿热。

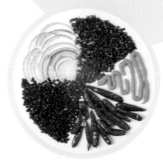

辛辣食物会刺激人体胃黏膜，经常不加节制进食，会对胃肠道产生严重损伤。

烟酒无度

烟为辛燥之物，长期抽烟会耗损胃阴，加重胃炎、胃溃疡的病情。烟中含有尼古丁，可使胆汁易于返流入胃，同时促使胃酸分泌增多，破坏胃黏膜，导致胃病。而饮酒也会伤脾胃，酒精对胃黏膜有损害作用，会导致胃病发生。

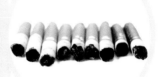

吸烟不但会伤肺，对肝胃也不好，应及早戒烟。

经常吃油炸食物

油炸食物热量高，会加重脾胃负担。若平时喜欢大量进食油炸食物，就易出现反胃、腹泻等症，所以除了要少吃油炸食物，烹调时也要少放油。

饭后立即运动

吃饭后，脾胃要对食物进行消化和吸收，这一过程需要大量的气血和能量来辅助完成。在保持安静的状态下，气血和能量就会集中在脾胃，若是饭后立即活动，则气血和能量就会被分散到肢体上，导致脾胃供血不足，长期如此会影响脾胃的消化吸收功能。

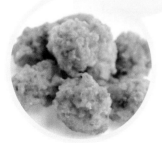

过食油炸食物会加重脾胃的负担，进而影响到肝。

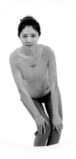

可在吃完饭1小时后再进行运动。

判断自己是不是肝郁胃热

　　肝郁胃热除了会导致肥胖外，也会带来其他诸如腹胀、反酸、身体乏力、头晕等一系列不适感。所以，一旦判断出自己属于肝郁胃热型肥胖，就需要积极调理，以免给身体健康带来隐患。以下症状表现可以帮助判断自己是否属于肝郁胃热。

察细节

　　头晕，目眩，胸闷，胃脘灼热；胃脘胀痛、窜痛，连及胸胁，嗳气或叹气后症状减轻；肢体困重。

看面部

　　有肌肤暗沉、粗糙、色斑、黑眼圈等皮肤问题，这是由于肝气郁结后，无法促进精血、津液等基础物质的正常输布，导致气血运行不畅，头面和肌肤失去滋养所致。

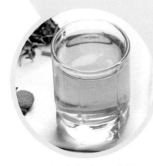

肝郁胃热者可适量喝一些有助于清胃热的茶。

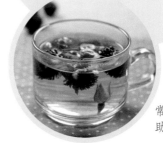

常喝玫瑰花茶有助于疏肝理气。

看舌头

肝郁胃热的人舌质红、舌苔黄燥。常自觉口干口苦。

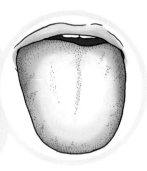

平时要注意多调节情绪。

观精神

常抑郁、烦躁易怒、情绪低落，总是唉声叹气。可能会有睡眠不安等表现。

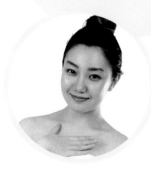

长期情绪不稳定，会使内分泌紊乱，从而容易肥胖。

看二便

长时间小便赤黄、排尿短促而频繁，大便干燥、便秘或黏腻量多，这是体内热盛所致。

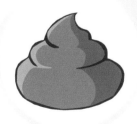

二便时若伴随腹部不适多是由于内热引起。

疏肝和胃的方法

　　肝郁胃热属于常见的中医病证，中医认为肝主疏泄，若肝疏泄不畅，就会造成胆汁分泌不足，而胆汁正是消解人体多余脂肪的干将，所以肝郁才易导致肥胖；胃主受纳，当胃火旺盛时，会出现多食易饥，从而越吃越多引起肥胖。因此，想要治疗此证型肥胖，就要从根源上疏肝和胃，具体可以从以下几个方面进行调理。

饮食调养

　　肝郁胃热者应本着理气解郁、清胃降火的原则挑选食物，如西蓝花、苦瓜、佛手瓜、丝瓜、芹菜等都是很好的行气降火食物。少食、少饮辛辣食物和咖啡、浓茶等刺激性饮品，少吃肥甘厚味食物，以免阻滞气机、生胃火。

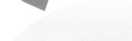

中药调养

　　肝郁胃热者用中药调理主要从疏肝、理气、解郁着手，以柴胡、蒲公英、佛手、菊花、玫瑰花、白芍、百合、竹叶等为宜。

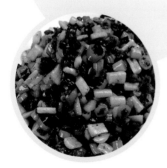

过食辛辣、油腻食物会让胃火更旺，上逆犯肝。

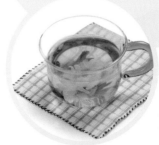

菊花茶有很好的清肝明目、散热解毒功效。

经络穴位调养

调理肝郁胃热可采用按摩的手法，对期门穴、太冲穴、大迎穴、内庭穴等穴位进行刺激，能够起到一定的治疗效果。

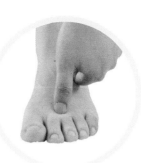

内庭穴是清胃火的要穴，可用拇指指端按摩此穴，左右脚交替进行。

人体反射区调养

肝郁胃热者，平时多刺激相关的反射区，对调理身体也很有帮助。比如按摩手部肝反射区、耳部胃反射区，有助于疏肝和胃。需要注意的是，依靠穴位疗法调理身体，需要长期坚持，才能有明显的效果。

生活调养

肝郁胃热者平时应多参加体育锻炼。因为运动能畅通气血，开导郁滞之气。另外，生活中使用药枕、用菊花水敷眼、泡脚等对疏肝理气、降胃火也有作用。

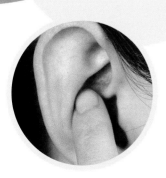

耳部有许多反射区，对症按摩，可疏肝和胃。

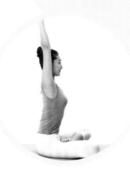

常做瑜伽，有助于宽胸理气、缓解肝郁。

这样吃，疏肝和胃

西蓝花

　　西蓝花的营养成分含量高而全面，且热量低，食之既能带给人饱腹感，又不会因食入过多导致发胖。此外，西蓝花还有清热的功效，很适合胃热导致的肥胖者食用。

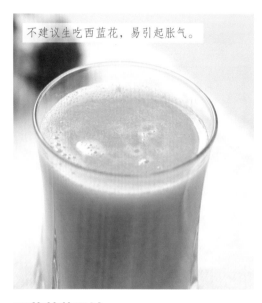

不建议生吃西蓝花，易引起胀气。

西蓝花苹果汁

原料：西蓝花 50 克，青苹果 1 个。

1 西蓝花掰成小朵、洗净，放入沸水锅中焯熟；青苹果洗净，切小块。

2 将西蓝花和青苹果块放入榨汁机中，加适量水一同榨成汁即可。

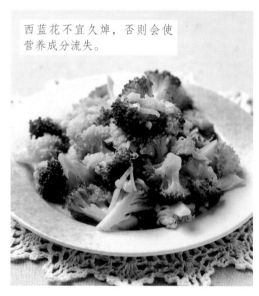

西蓝花不宜久焯，否则会使营养成分流失。

蒜蓉西蓝花

原料：西蓝花 250 克，蒜蓉、生抽、盐各适量。

1 西蓝花掰小朵，洗净；锅中加水煮沸，放入西蓝花焯熟。

2 油锅烧热，加入蒜蓉煸炒，放入西蓝花翻炒，加入生抽、盐调味即可。

瘦身食用方式:

可素炒、可焯熟后凉拌或做蔬菜沙拉。

挑选技巧:

1.应选整体坚固、花苞茂密的西蓝花。

2. 选择浓绿鲜亮的，若西蓝花多黄色则说明不新鲜。

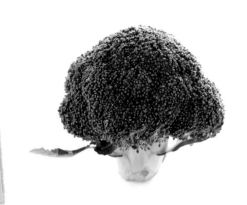

热量低，适合减肥期食用。

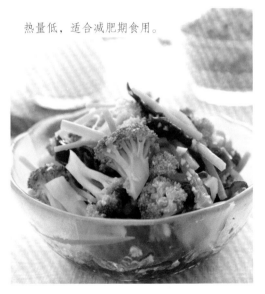

具有温中消食、行滞气、暖脾气的功效。

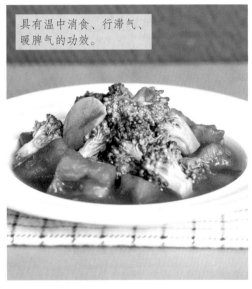

西蓝花拌木耳

原料:西蓝花 200 克，干木耳 5 克，胡萝卜 100 克，盐、醋、生抽、蒜末各适量。

1 木耳泡发，洗净，撕成小片；西蓝花掰成小朵，洗净；胡萝卜洗净，切丝。

2 开水锅中加入适量盐，分别放入木耳片、西蓝花、胡萝卜丝焯熟。

3 将木耳片、西蓝花、胡萝卜丝装碗，加入盐、醋、生抽、蒜末拌匀即可。

西蓝花炒番茄

原料:西蓝花 150 克，番茄 1 个，盐、蒜片、植物油各适量。

1 西蓝花掰成小朵，洗净；番茄洗净，切块；锅中加水烧开，放入西蓝花焯至断生。

2 油锅烧热，蒜片煸香，放入番茄块、西蓝花翻炒，加盐调味即可。

苦瓜

苦瓜味苦，性寒，能清热祛暑、明目解毒、健脾开胃。苦瓜所含有益成分，有助于降血糖、促使胰岛素分泌平衡，进而减少体内脂肪堆积。

口味清爽，降火消脂。

有益中气、和脾胃、清肺热的功效。

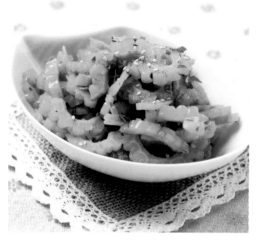

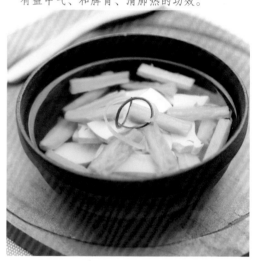

柠香苦瓜

原料：苦瓜250克，柠檬半颗，醋、盐、白芝麻、葱末各适量。

1 苦瓜洗净，去瓤，斜刀切片；柠檬洗净榨汁。

2 将苦瓜片放入热水锅中焯熟后装盘，加入柠檬汁、醋、盐、白芝麻、葱末拌匀即可。

苦瓜豆腐汤

原料：苦瓜200克，豆腐100克，黄椒丝、红椒丝、盐各适量。

1 苦瓜洗净，去瓤，切条，放入沸水锅中焯熟；豆腐冲净，切片。

2 锅中加水烧开，加入豆腐片、苦瓜条稍煮，加入盐搅匀，撒上黄椒丝、红椒丝即可。

瘦身食用方式：

凉拌、清炒皆可；榨汁更易被人体消化吸收。

挑选技巧：

1.苦瓜表皮的凸起颗粒越大越饱满，则果肉越厚、汁液越充足，口感越好。

2.翠绿色的苦瓜更新鲜。

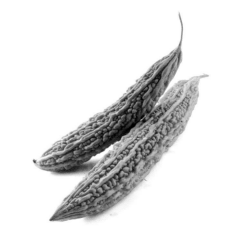

不宜空腹饮用。

苦瓜性寒，适量食用。

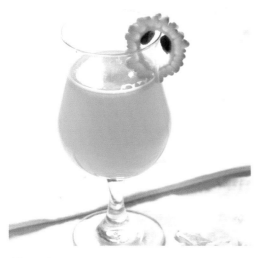

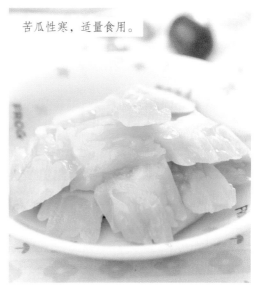

苦瓜汁

原料：苦瓜 200 克。

1 苦瓜洗净，去瓤，切片；锅中加水烧开，放入苦瓜片焯熟。

2 将焯熟的苦瓜片放入榨汁机内，加入适量水一同榨汁即可。

凉拌苦瓜

原料：苦瓜 250 克，生抽、醋、盐各适量。

1 苦瓜洗净，去瓤，切片，用沸水焯烫，捞出，沥水。

2 将生抽、醋、盐倒入苦瓜片中拌匀即可。

西瓜

西瓜含有丰富的果糖、葡萄糖、氨基酸等成分，能为人体补充大量的水分和糖，是夏季解暑佳品；又能给人体补充钾，缓解疲劳，有助于恢复体力。西瓜能生津止渴、清热利尿，可以通过小便将体内多余的热量排出，从而达到瘦身的目的。

补充水分，消暑解渴。

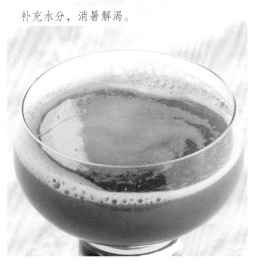

有助于清除胃热，适合胃热者食用。

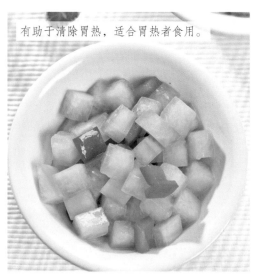

西瓜梨汁

原料：西瓜果肉 300 克，梨 100 克。

1 西瓜果肉去子，切小块；梨洗净，去核，切片。

2 将西瓜块、梨片放入榨汁机中，加适量水榨成汁即可。

凉拌西瓜皮

原料：西瓜皮 150 克，红椒 50 克，盐、生抽、醋各适量。

1 红椒去蒂，洗净，去子，切丁；西瓜皮去外层翠衣，洗净，加盐腌制 3~4 个小时，滤掉腌出的汤汁。

2 腌软的西瓜皮切丁，用手反复揉搓将其水分挤出，冲洗，沥干水分。

3 盐、生抽、醋混合成调味汁，淋在西瓜皮丁上，撒上红椒丁拌匀即可。

瘦身食用方式：

生食、榨汁为佳。西瓜皮也可凉拌、清炒食用。

挑选技巧：

1. 成熟的西瓜纹路清晰，深浅分明。
2. 西瓜的瓜脐越小则生长得越好。
3. 用手轻拍西瓜，声音清脆的更佳。

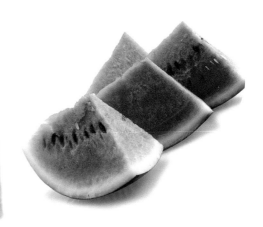

在口渴、烦躁时食用，症状会很快得到改善。

有助于润肠道、清胃火，加速新陈代谢。

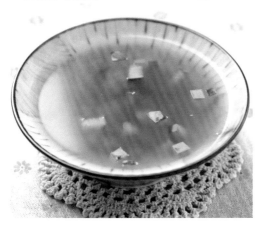

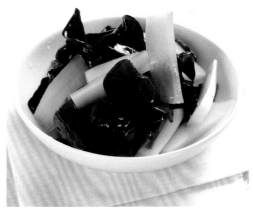

西瓜皮绿豆汤

原料：绿豆 30 克，西瓜皮 150 克。

1 绿豆洗净，浸泡 4~5 个小时，捞出入锅，加适量水煮沸。

2 西瓜皮洗净，切块，放入煮沸的绿豆汤中，煮至豆熟即可。

西瓜皮拌木耳

原料：西瓜皮 150 克，干木耳 5 克，生抽、醋、盐各适量。

1 木耳泡发，洗净，撕小朵，焯熟；西瓜皮去外层翠衣，洗净，加盐腌制 3~4 个小时，滤掉腌出的汤汁。

2 西瓜皮切片，用手反复揉搓挤出水分，冲洗，沥干。

3 盐、生抽、醋混合成调味汁，淋在西瓜皮片和木耳上，拌匀即可。

丝瓜

丝瓜热量低，含 B 族维生素、维生素 C 等成分，能滋润皮肤，促进排便，是美容、瘦身的佳品。同时，丝瓜性凉，有消暑凉血、祛风化痰、通经活络等功效，适合肝郁胃热的肥胖人群食用。

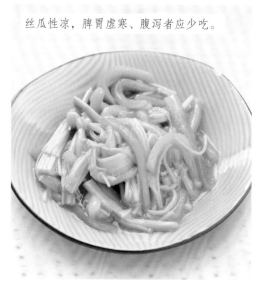

丝瓜性凉，脾胃虚寒、腹泻者应少吃。

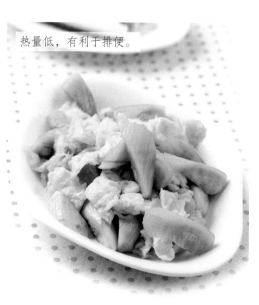

热量低，有利于排便。

丝瓜炒金针菇

原料：丝瓜 150 克，金针菇 100 克，盐、植物油各适量。

1 丝瓜去皮，洗净，切条；金针菇洗净，用沸水焯烫，捞出，沥水。

2 油锅烧热，放丝瓜条翻炒，再加入金针菇同炒，加盐调味即可。

丝瓜炒鸡蛋

原料：鸡蛋 2 个，丝瓜 150 克，生姜、盐、植物油各适量。

1 丝瓜洗净，去皮，切滚刀块，用沸水焯烫；鸡蛋打散，炒熟；生姜切末。

2 锅中放油烧热，放姜末爆香，倒入丝瓜块翻炒，再放入鸡蛋块翻炒片刻，加盐调味即可。

瘦身食用方式：

炖汤、炒食均可。

挑选技巧：

宜选外形匀称，两头一样粗，颜色嫩绿且有光泽，纹理清晰，还有弹性。

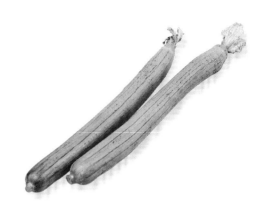

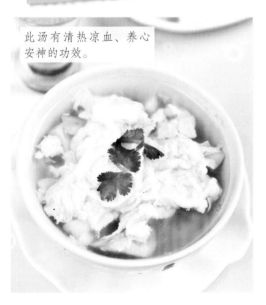

此汤有清热凉血、养心安神的功效。

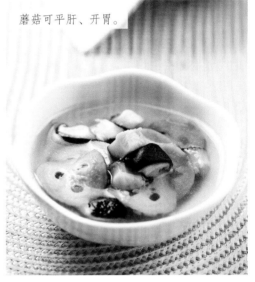

蘑菇可平肝、开胃。

丝瓜蛋汤

原料：鸡蛋 1 个，丝瓜 100 克，香菜叶、盐各适量。

1 鸡蛋在容器中打散；丝瓜去皮，洗净，切滚刀块。

2 锅中放水，放入丝瓜块，水开后，倒入鸡蛋液，起锅前放入盐调味，撒上香菜叶即可。

蘑菇丝瓜汤

原料：蘑菇 100 克，丝瓜 200 克，葱段、姜片、盐、植物油各适量。

1 蘑菇洗净，切块；丝瓜去皮，洗净，切片。

2 油锅烧热，加入姜片、葱段爆香，加水，大火煮沸后转小火，加入丝瓜片、蘑菇块煮熟透后，加盐调味即可。

芹菜

芹菜性凉，能平肝清热、祛风利湿、除烦消肿，适合脾胃湿热者食用。芹菜还能刺激胃肠蠕动，润肠通便，有助于排出体内毒素。胃热的人往往胃火比较大，可常吃芹菜清除胃火，瘦身健体。

可帮助降血压。

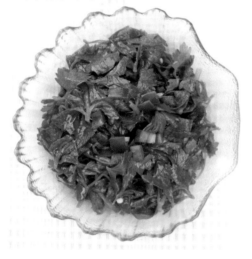

热量低，可清胃热，是减肥佳品。

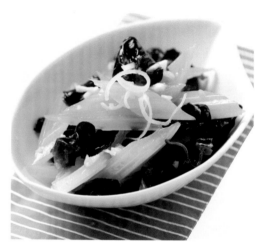

凉拌芹菜叶

原料：芹菜叶 200 克，蒜、醋、生抽、盐、红椒丁各适量。

1 芹菜叶洗净，沸水焯熟，过凉水，沥干；蒜洗净，切末。

2 芹菜叶装盘，撒上蒜末、红椒丁，加入盐、醋、生抽拌匀即可。

芹菜拌木耳

原料：芹菜 150 克，干木耳 6 克，葱丝、蒜末、盐、生抽、醋各适量。

1 木耳泡发，洗净，撕成小朵；芹菜择洗干净，切段；芹菜段、木耳用沸水焯熟。

2 将芹菜段、木耳盛入容器中，加入生抽、醋、盐、葱丝、蒜末拌匀即可。

瘦身食用方式：

芹菜的茎秆和叶皆可食用，可清炒、凉拌、榨汁等。

挑选技巧：

1. 颜色翠绿，色满，叶子新鲜。
2. 选择根茎较细的，吃起来更鲜嫩。

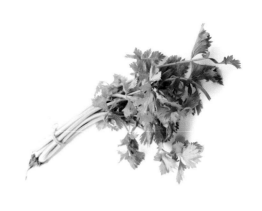

此菜可清热凉血，化瘀散结。

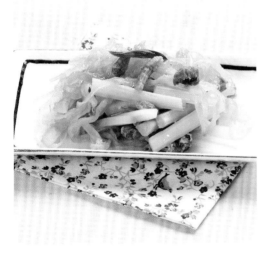

富含膳食纤维，能够促进肠蠕动。

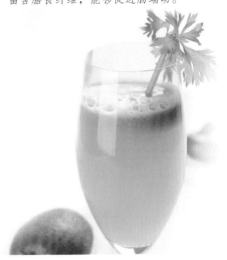

芹菜海蜇皮

原料：芹菜 150 克，海蜇皮 100 克，红椒丝、盐、醋、生抽各适量。

1 芹菜择洗干净，切段，开水焯熟；海蜇皮用水浸泡，捞出洗净，切丝。

2 盐、醋、生抽混合成调味汁，放入芹菜段、海蜇丝拌匀，撒上红椒丝点缀即可。

芹菜猕猴桃汁

原料：芹菜 50 克，猕猴桃 1 个。

1 芹菜择洗干净，切段；猕猴桃去皮，切块。

2 将芹菜段、猕猴桃块放入榨汁机中，加适量水一同榨成汁即可。

梨

　　梨不仅清脆多汁、味道甜，还具有清热、润肺、止咳平喘、养阴利尿、润肠通便、清洁肠道的功效。此外，梨中含有木质素、果胶等，能在肠道中与胆固醇和脂肪结合而排出，从而有助于降脂瘦身。

清甜可口，还能清胃热。

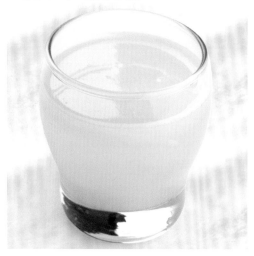

有助于除身体中的内火。

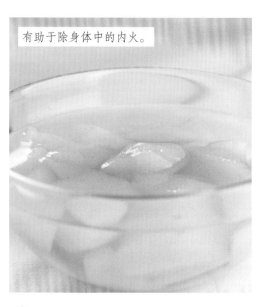

菠萝梨汁

原料：菠萝 50 克，梨 150 克。

1 梨洗净，去核，切小块；菠萝去皮、去内刺，洗净，切小块，用淡盐水浸泡。

2 将梨块、菠萝块放入榨汁机中，加适量水一同榨成汁即可。

梨汤

原料：梨 250 克。

1 梨洗净，去核，切块。

2 锅中加适量水，放入梨块大火烧开，再转小火熬煮至梨软烂即可。

瘦身食用方式：

生吃、榨汁、炖汤均可，亦可在饭前食用，增加饱腹感。

挑选技巧：

1. 果柄为绿色，说明较新鲜；若为褐色，则说明放置时间过长。

2. 外形饱满，无虫眼、无伤痕。

3. 用手轻按，不发软者为佳。

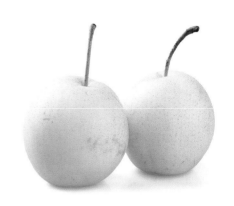

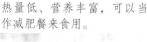

热量低、营养丰富，可以当作减肥餐来食用。

木瓜有助于减少体内脂肪堆积。

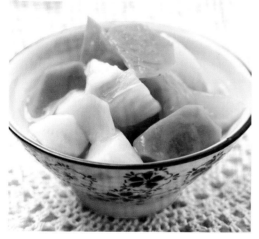

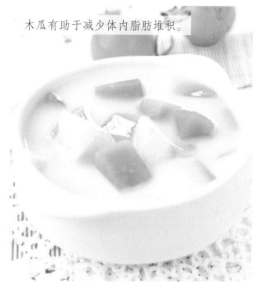

煮三宝

原料：梨 150 克，莴笋 60 克，胡萝卜 50 克，盐适量。

1 莴笋、胡萝卜、梨分别洗净，去皮，切块。

2 锅中加入适量水，放入莴笋块、胡萝卜块、梨块，大火煮沸，转小火焖煮至熟，加盐调味即可。

木瓜炖梨

原料：低脂牛奶 250 毫升，梨、木瓜各 150 克。

1 梨洗净，去核，切块；木瓜去皮、子，洗净，切块。

2 将梨块、木瓜块放入炖盅内，倒入低脂牛奶，大火烧开后加盖，转小火炖煮至梨块、木瓜块软烂即可。

柚子

　　柚子略有香气，果实柔嫩多汁，味偏酸甜，口感颇佳。它含有丰富的维生素 C、维生素 P 以及可溶性纤维素，有生津解渴、健胃润肺、疏肝理气、清肠通便、瘦身降脂等功效。

含糖量比较低，高血糖者也可以适量饮用。

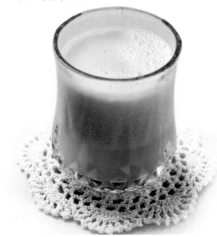

选择脱脂酸奶，对减肥更有益。

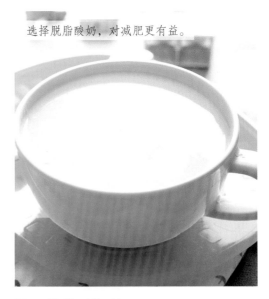

柚子番茄汁

原料：番茄 1 个，柚子 100 克。

1 番茄洗净，切块；柚子去皮，取肉，掰成小块。

2 将番茄块、柚子块放入榨汁机中，加适量水一同榨成汁即可。

柚子菠萝酸奶昔

原料：菠萝 50 克，柚子 100 克，脱脂酸奶适量。

1 菠萝去皮，去内刺，切块，放入淡盐水中浸泡；柚子去皮，取肉，掰小块。

2 将菠萝块、柚子块、脱脂酸奶放入料理机中，打 10 秒左右即可。

瘦身食用方式：
生食、榨汁皆可。

挑选技巧：
1.用手轻拍柚子，选拍起来感觉紧致而坚实的。
2.选择表面有光泽、尖头平底的柚子。
3.同等体积的柚子，手感较重者更佳。

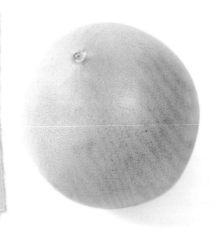

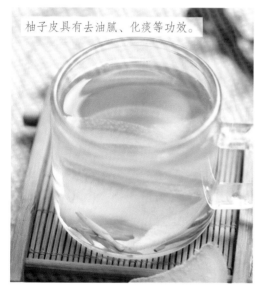
柚子皮具有去油腻、化痰等功效。

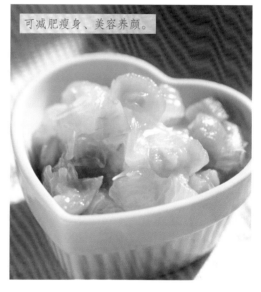
可减肥瘦身、美容养颜。

柚子皮绿茶
原料：柚子皮30克，绿茶2克。

1 柚子皮洗净，切薄片，用淡盐水浸泡1个小时左右捞出，沥干水分。

2 将柚子皮薄片、绿茶一同放入杯中，倒入沸水冲泡，加盖闷15分钟即可。

柚子粒拌丝瓜
原料：柚子果肉100克，丝瓜100克，柠檬半个，盐适量。

1 将柚子果肉掰小块；丝瓜去皮，洗净，切片；用压榨器用力挤压柠檬，压出柠檬汁。

2 锅中加适量水，大火烧开，放入丝瓜片焯熟。

3 将柚子块、丝瓜片装入容器中，加盐，滴入柠檬汁搅匀即可。

草莓

　　草莓具有解热、健脾和胃、利尿消肿、降肝火等功效。此外，草莓营养丰富，尤其是维生素 C 含量非常高，被称为"天然维生素丸"。草莓中含有丰富的有机酸、果酸和果胶，有助于分解食物中的脂肪，帮助消化，还有促进肠胃蠕动的作用，有益于排出体内多余的胆固醇和毒素，从而起到瘦身的功效。

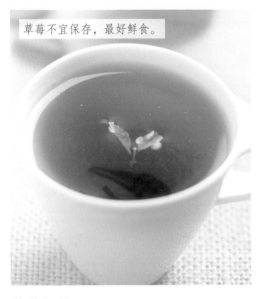

草莓不宜保存，最好鲜食。

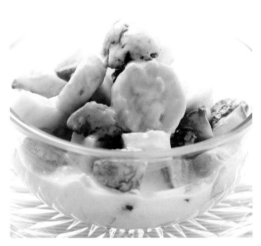

草莓富含果胶，有助于清洁肠胃。

草莓绿茶

原料：草莓 100 克，绿茶 2 克。

1 草莓去蒂，洗净，放入榨汁机中，加适量水榨成汁。绿茶包放入杯中，用沸水冲泡 15 分钟，取茶水。

2 将草莓汁、茶水一同放入杯中，搅匀即可。

草莓酸奶沙拉

原料：草莓 150 克，苹果、香蕉各 100 克，脱脂酸奶适量。

1 草莓去蒂，洗净，切丁；苹果洗净，切丁；香蕉去皮，切厚片。

2 将草莓丁、苹果丁、香蕉片放入容器中，倒入脱脂酸奶拌匀即可。

瘦身食用方式：

生食、榨汁，或制成无糖草莓酱与谷物搭配食用。

挑选技巧：

1. 草莓表面光亮，无损伤、腐烂者为佳。
2. 草莓蒂叶片鲜绿、有细小绒毛者较好。
3. 闻起来有浓郁的果香味为佳。

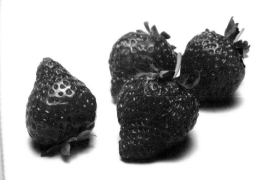

瘦身期间喝豆浆不宜加糖。

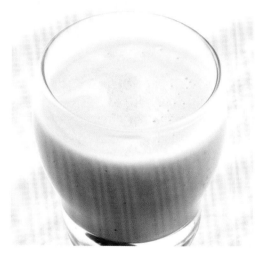

有助于化食消积。

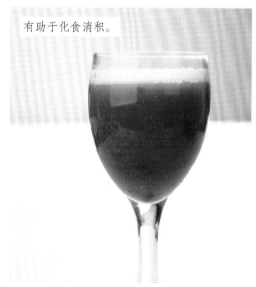

草莓豆浆

原料：草莓 100 克，黄豆 20 克。

1 黄豆洗净，浸泡 4~5 个小时；草莓去蒂，洗净。

2 将黄豆、草莓放入豆浆机中，加入适量水一同打成豆浆即可。

草莓山楂汁

原料：干山楂片 3 片，草莓 100 克。

1 干山楂片洗净；草莓去蒂，洗净。

2 将干山楂片、草莓放入榨汁机内，加适量水一同榨汁即可。

疏肝和胃的家用中药

麦芽

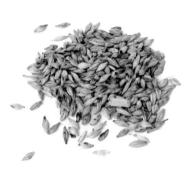

中医认为麦芽能入脾胃，帮助消化一切饮食积聚，健胃消食、疏肝解郁。常食麦芽还有通肠润便的作用，可以将身体里面的一些毒素、垃圾排出体外。胃热型肥胖人群可以选择适当服用麦芽来调理身体、瘦身。孕妇慎用。

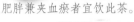

肥胖兼夹血瘀者宜饮此茶。

可健脾胃、疏肝气。

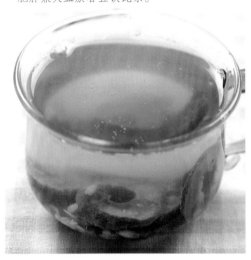

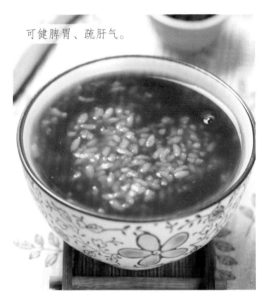

山楂麦芽茶

原料：干山楂片5片，炒麦芽15克。

制 法：将两者一同放到水杯中，用开水冲泡，加盖闷5分钟即可饮用。

麦芽粥

原料：麦芽30克，大米50克。

制 法：麦芽、大米以冷水浸泡1个小时，加适量清水，大火煮沸，转小火熬煮到米熟即可。

蒲公英

蒲公英性寒，能清热解毒、消肿散结、利尿。寒可清热，所以用苦寒之品，治热证适宜，特别是对各种因热而致的胃部疾病。肝郁胃热型肥胖人群适量食用蒲公英不但有助于清胃热，还能帮助瘦身。

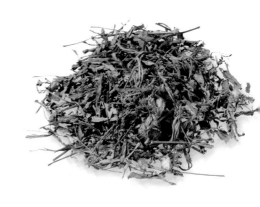

用蒲公英泡水喝时一定要适量，腹泻期不宜饮用。

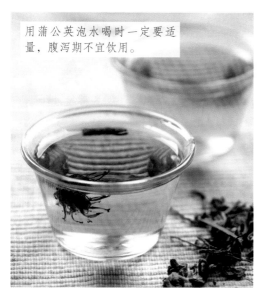

有助于消除胃火、肝火。

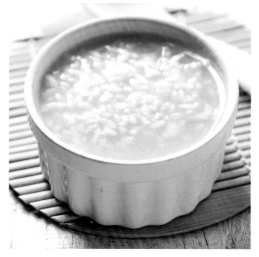

蒲公英茶

原料：干蒲公英3克。

制法：将干蒲公英放入水杯中，用适量开水冲泡饮用。

蒲公英粥

原料：大米100克，新鲜蒲公英50克（干品5克）。

制法：将蒲公英洗净，切碎；大米淘洗干净。蒲公英碎加水煎煮，去渣取汁；与淘洗干净的大米一同放入砂锅，加适量水，大火烧开，再转小火熬煮至粥熟即可。

佛手

佛手味辛、苦、酸，性温，归肝、脾、肺经，有疏肝理气、和胃止痛、燥湿化痰的功效，可用于改善肝郁气滞、脾胃气滞，对于调理肝郁胃热引起的肥胖有一定的帮助。

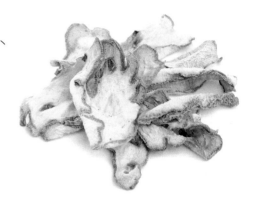

此粥味道略苦，可加入适量蜂蜜调味。

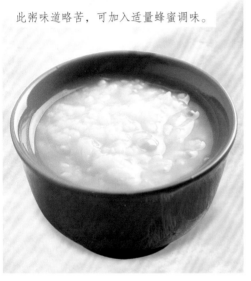

此茶具有活血作用，女性在月经期间不宜饮用。

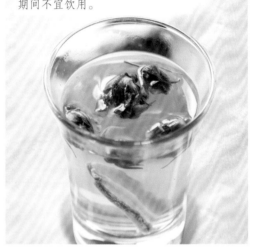

香橼佛手粥

原料：香橼10克，佛手12克，大米60克。

制法：先将香橼、佛手洗净，加入适量水，煎煮2次，去渣取汁。大米淘洗干净后放入汁液中熬煮成粥即可。

佛手玫瑰茶

原料：佛手10克，玫瑰花5克。

制法：将佛手和玫瑰花放入茶杯中，加适量开水，冲泡饮用。

菊花

　　菊花味甘、苦，性微寒，归肺、肝经，其清热的能力比较强，尤擅清肝经中的火气，使肝脏不受火热邪气的骚扰，从而起到保肝护肝的作用。又能明目解毒，眼屎多、眼睛红赤、嗓子干痛、喉咙肿痛都可用菊花泡水喝。但胃寒者慎用。

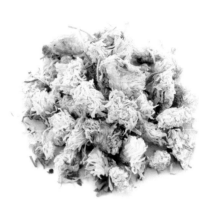

两味搭配，既能清热，又能滋肾。

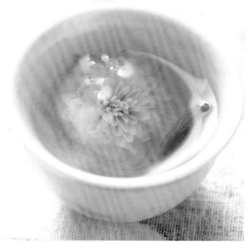

常饮此粥，有护肝养肝的功效。

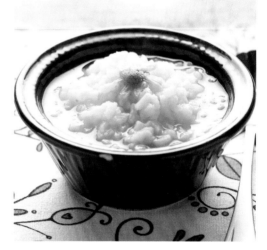

枸杞菊花茶

原料：菊花 5 克，枸杞子适量。

制法：将菊花和枸杞子一同放入水杯中，加适量开水冲泡 5 分钟左右即可饮用。

决明菊花粥

原料：决明子 30 克，菊花 10 克，大米 100 克。

制法：先将决明子、菊花洗净，加适量水煎煮 30 分钟，去渣取汁。再加入淘洗干净的大米及适量水，小火慢熬成粥即可。

玫瑰花

玫瑰花味甘、微苦，性温，入肝、脾经，有活血调经、疏肝解郁、消肿止痛的功效。对肝气不舒引起的肥胖有疗效，尤其适宜女性肥胖者食用，不但能调理气血，帮助瘦身，还有助于调理女性月经病。但阴虚火旺者慎服。

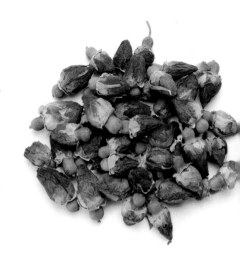

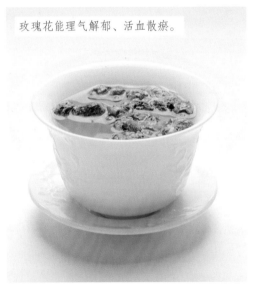

玫瑰花能理气解郁、活血散瘀。

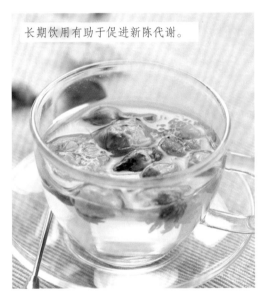

长期饮用有助于促进新陈代谢。

玫瑰花茶

原料：玫瑰花 5 克。

制法：将玫瑰花放入杯中，以开水冲泡，待水温适宜后即可饮用。

玫瑰菊花茶

原料：玫瑰花 10 克，菊花 5 克。

制法：将玫瑰花和菊花一起放入杯中，以开水冲泡即可。

板蓝根

　　板蓝根味苦，性寒，有清热解毒的功效，可用于缓解肺胃热盛所致的胃火旺、食欲旺盛，帮助肥胖人群降胃火，抑制食欲，从而达到瘦身的目的。同时还可以用于治疗咽喉肿痛、口咽干燥、腮部肿胀等。但体虚而无实火热毒者忌服。

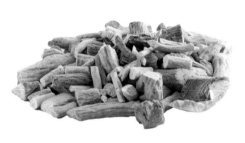

脾胃虚寒者慎用。

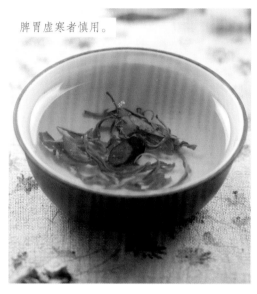

对体热、胃火旺、咽喉肿痛者效果好。

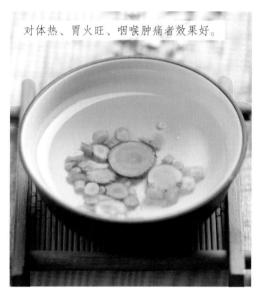

板蓝根茶

原料：板蓝根 60 克，茶叶 30 克。

制法：以上 2 味洗净晾干混合后分装，每包 10 克，每次 1 包，沸水冲泡。或直接放入杯中，沸水冲泡饮用。

板蓝根甘草茶

原料：板蓝根、甘草各 15 克。

制法：以上 2 味放入杯中，用沸水冲泡 10 分钟即可饮用。

百合

百合味甘，性寒，归心、肺经，有养胃阴、清胃热的作用，可用于胃阴虚有热所致的肥胖、胃脘部隐隐作痛、口燥咽干、大便干结等。同时还有润肺、清心安神的功效，可用于肺阴虚所致的干咳、痰少黏白或无痰。但二便滑泄者慎服。

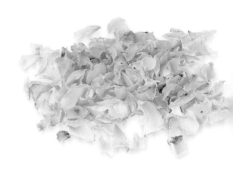

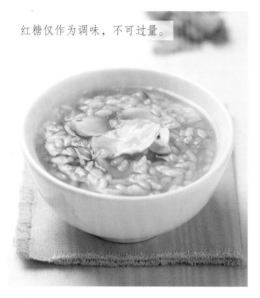

红糖仅作为调味，不可过量。

百合糯米粥

原料：干百合 10 克，糯米 80 克，红糖适量。

制法：干百合洗净，浸泡 30 分钟。糯米洗净，与百合一起，加水煮粥，待粥煮至浓稠时，再放入红糖，稍煮片刻即可。

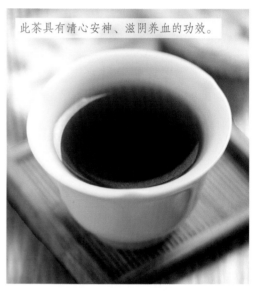

此茶具有清心安神、滋阴养血的功效。

百合枇杷茶

原料：鲜百合 20 克，去核枇杷 20 克，红糖适量。

制法：鲜百合、枇杷加水同煎取汁，调入红糖即可。

竹叶

竹叶味甘、淡，性寒，具有清热泻火、除烦生津、利尿的功效，可用于治疗胃热引起的肥胖，帮助瘦身。竹叶还具有降血糖的作用，肥胖伴糖尿病患者可以用竹叶做茶饮或者药膳经常食用。但脾胃虚寒及便溏者慎服。

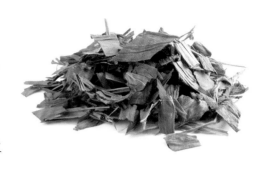

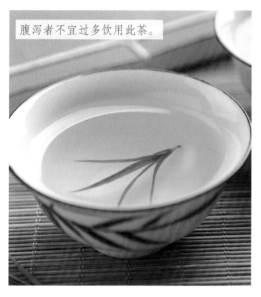

腹泻者不宜过多饮用此茶。

竹叶茶

原料：淡竹叶 6 克，苦丁茶 5 克，甘草 3 克，冰糖适量。

制 法：淡竹叶、苦丁茶和甘草一同加水煎汤，去渣取汁，调入冰糖即可。

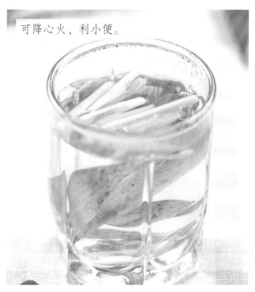

可降心火、利小便。

灯心草竹叶茶

原料：灯心草 5 克，鲜竹叶 30 克。

制 法：以上 2 味放入锅中，加水煎汤，温热饮用。

刺激经络穴位疏肝和胃

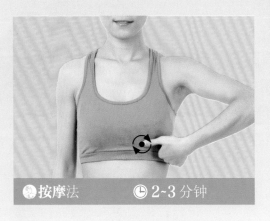

●按摩法　🕐2~3分钟

期门穴

　　期门穴是肝经气血的汇聚点，经常按揉期门穴，疏通肝经，不但可以疏肝气，还能够改善肝脏的藏血功能。

　　按摩方法：用拇指指腹按揉期门穴2~3分钟，力度宜轻柔。

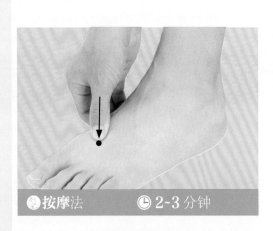

●按摩法　🕐2~3分钟

太冲穴

　　太冲穴是肝经的原穴，也是肝经上治疗各类肝病的特效穴位。刺激太冲穴能够平肝清热、清利头目，还可以使偏旺的肝火下降。

　　按摩方法：用拇指指腹点按太冲穴2~3分钟，稍微用力。

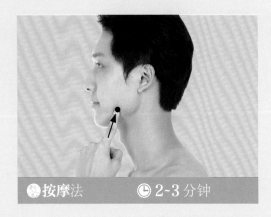

●按摩法　🕐2~3分钟

大迎穴

　　大迎穴的位置是在下颌角的前方。刺激这个穴位，可以清胃火、除胃热，改善胃经的气血循环，对肝郁胃热型肥胖有一定的疗效。

　　按摩方法：用食指指腹轻轻按压大迎穴2~3分钟。

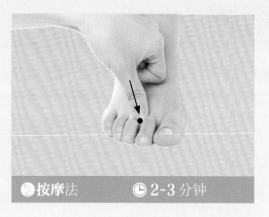

按摩法 ◷ 2~3 分钟

内庭穴

内庭穴是足阳明胃经的荥穴，有清胃泻火、理气止痛等功效。刺激内庭穴可以帮助肥胖人群清胃泻火，抑制食欲。

按摩方法：用拇指指腹掐按内庭穴 2~3 分钟。

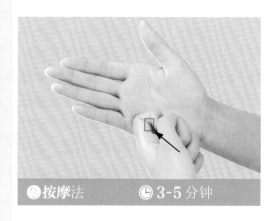

按摩法 ◷ 3~5 分钟

手部肝反射区

对手上的肝反射区进行刺激，能增强肝脏的排毒功能，具有疏肝理气的功效。手上的反射区比较好找，按摩起来也比较方便，是肝郁者调养肝脏较好的方式之一。

按摩方法：用食指指关节对手部肝反射区推按 3~5 分钟。

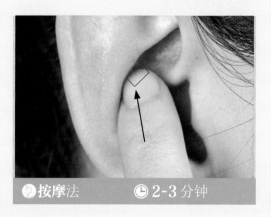

按摩法 ◷ 2~3 分钟

耳部胃反射区

刺激耳朵上的胃反射区能促进胃肠的蠕动，舒畅脾胃之气、清除脾胃湿热，对各种因胃热引起的疾病，如口臭、便秘、胃热型肥胖等均有一定的疗效。

按摩方法：用食指指腹点按耳部胃反射区 2~3 分钟，可左右耳同时进行。

生活调养疏肝和胃

养护肝与胃，不能忽视生活细节，饮食、中药调理内腑之余，配合一些生活调养小妙招，能更好地养护肝和胃，远离引起肥胖的诱因，从而让减肥事半功倍。

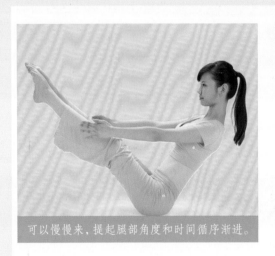

可以慢慢来，提起腿部角度和时间循序渐进。

船式瑜伽

肝经位于大腿内侧，做船式瑜伽不仅能通肝经、促进腿部的气血循环、帮助瘦腿，还能刺激到腹部脏腑，疏通与各个脏腑相关的经络，从而改善脏腑功能。动作为：1. 坐直腰背，背部微微向后，双腿靠拢，屈膝，两手放在身后两侧；2. 小腿慢慢提起，直至双脚以 45° 角蹬直，双手提起与地平行。

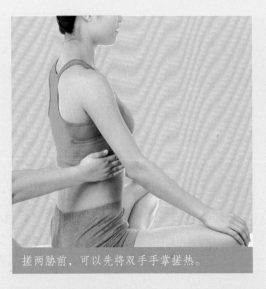

搓两胁前，可以先将双手手掌搓热。

搓两胁

肝经从两胁经过，推搓两胁有助于肝经的气血运行，因此搓两胁可以疏肝健脾。将两手的手掌分别放在两胁处，从上往下搓，或从前向后、从后向前搓，用力适中，以两胁微微发热为宜。

用药枕

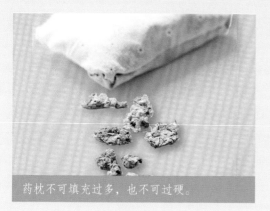
药枕不可填充过多，也不可过硬。

不良情绪伤肝，心情不舒的人可以将具有疏肝理气功效的药物装入枕头枕着睡觉，能辅助改善心情，还能促进睡眠。制作药枕宜选用松软、透气性好的棉布。可做玫瑰月季花枕：将适量玫瑰花和月季花晒干，装入枕芯即可。肝火旺也可以加些菊花，能更好地清肝宁神。

菊花水敷眼、足浴

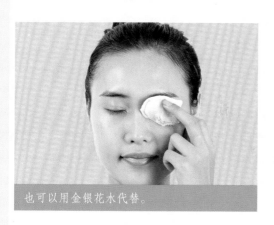
也可以用金银花水代替。

用菊花水敷眼，能降肝火。取菊花10朵，用开水冲泡放凉，将纱布折叠成小片，在菊花水中浸透，然后将小片覆盖在眼皮上20分钟。若足浴，宜加大用量。

左右弯腰

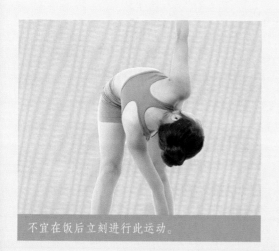
不宜在饭后立刻进行此运动。

左右弯腰能帮助活动胃部，促进脾胃气血循环，舒畅脾胃气机，帮助消化。平时胃痛、胃胀、胃热、消化不良者都可适当活动腰部。动作为：直立，双腿分开，两臂左右平举，然后上体前屈，用左手指尖碰右脚尖，然后用右手指尖碰左脚尖，交替动作。

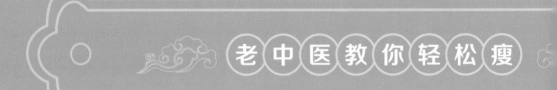
老中医教你轻松瘦

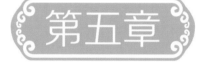

第五章

健脾补肾，温阳化湿

中医认为，脾肾阳虚的形成，通常与体质虚弱、久泻久痢、慢性耗损、饮食不节、劳累过度等因素有关。脾阳受损，日久不能充养肾阳，或肾阳虚衰，日久不能温养脾阳，最终造成脾阳和肾阳两者皆虚。脾肾阳虚会造成气化功能低下，水湿、痰浊易停滞在肌肤中，最终形成脾肾阳虚型肥胖。中医治疗脾肾阳虚型肥胖，主要从健脾补肾、温阳化湿着手。

脾、肾与肥胖

脾为后天之本，气血生化之源；肾为先天之本，为人体生命之本源。人在出生之前，先天养后天，出生之后，后天养先天。若肾气不足，则脾气渐弱；若脾气虚弱，则导致肾失所养，脾肾皆弱。脾肾在水液代谢中又起着十分重要的作用，如果脾肾虚弱，导致水液代谢出现障碍，停聚在体内，就容易发生脾肾阳虚型肥胖。

脾肾阳虚型肥胖

如果肥胖发展到脾肾阳虚阶段，身体会出现连"喝水都长肉"的情况，所以一定要重视起来。了解脾肾阳虚型肥胖的各类临床表现、病因及治则，然后辨证减肥，这样才能有满意的效果。

脾肾阳虚型肥胖解析		
特征	**临床表现**	**病因及治则**
脾虚	体型肥胖，颜面虚浮，神疲嗜卧，气短乏力，腹胀便溏，自汗气喘，动则更甚	脾主运化水谷，输布精微，运行水液。人体所需的营养物质均来源于饮食，而饮食不仅需经过口，受纳于胃，还必须通过脾的运化，才能将水谷精微运送至五脏六腑、四肢百骸。如果脾运健旺，则脏腑气血充和；若脾失健运，水湿停滞，酿成痰湿，蓄于肌肤，日积月累，则成肥胖。治宜健脾益气
肾虚	畏寒肢冷，下肢浮肿，尿昼少夜频，舌淡胖苔薄白，脉沉细	肾为先天之本，主藏精，内寄元阴元阳，肾虚则命门火衰，不能为脾阳蒸化水谷，运化失职，水液代谢失常，致痰湿、膏脂瘀结肢体肌肤，发为肥胖。治宜补肾益阳

为什么脾肾阳虚型肥胖难解决

　　阳虚可见于五脏，分别称为肺阳虚、心阳虚、肝阳虚、脾阳虚和肾阳虚。"阳虚则寒"，尽管阳虚所在的脏腑不同，临床表现也有一定区别，但都以畏寒、肢冷等为主症。而肾阳是一身阳气之根，"五脏之阳气，非此不能发"，所以各脏腑阳气虚衰，日久必累及肾阳。肾阳虚衰，则标志着一身阳气之不足。所以，在多种肥胖类型中，脾肾阳虚型肥胖较难解决。

小贴士

脾肾阳虚型肥胖的调补方法

1. 合理锻炼提升脾阳。中医讲动能生阳，对于脾阳不足的人，适当运动能够刺激脾经，疏通经络，促进脾的气血循环，激发阳气。

2. 平常多吃黑色食物。中医认为，黑色入肾，吃黑色的食物能够滋养、呵护肾脏。

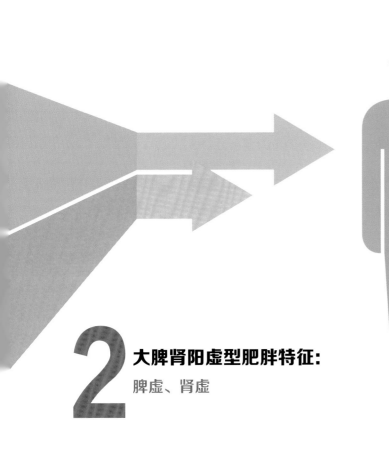

2 大脾肾阳虚型肥胖特征：
脾虚、肾虚

哪些习惯伤脾、肾

脾主运化和统摄血液，机体生命活动的维持和气血津液的生化都有赖于脾。如果脾脏受到损害的话，人的免疫力就会降低。肾是人体先天之本，如果不注意保养肾精，人的健康就不能有保障。脾肾阳虚，水湿内停，以形成肥胖，颜面虚浮，下肢浮肿。只有脾、肾各自的功能正常，才能保证人体新陈代谢得以正常运行。因此，保护好脾、肾对我们的健康至关重要。那么日常生活中哪些习惯会伤害到脾、肾呢?

劳累过度

中医认为，"劳则气耗""思虑伤脾"。劳累、思虑过度易耗气伤精，降低免疫力。若是出现了精神疲乏、心悸气短、健忘失眠、神经衰弱等症状，就要及时调整自己的生活方式，注意休息，呵护脾肾健康。

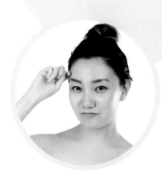

工作和生活中要注意劳逸结合，避免劳累过度。

吃大量的甜食

适量吃点甘味食物可益脾之气，但吃多了则不利于脾的运化，脾气偏盛，又会克伐肾脏。若伴有痰湿，大量摄入甘味食物还会导致胸脘满闷不舒，头发失去光泽、掉发。

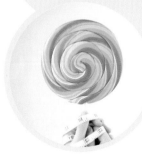

吃过多的甜食不但容易伤肾，还容易损伤牙齿。

过度喝碳酸饮料

长期过度摄入碳酸饮料，不仅会降低胃的消化功能，损伤牙齿，阻碍生长发育，还容易导致骨质疏松，给肾脏带来负担。碳酸饮料含糖量高，经常饮用易导致发胖，诱发糖尿病，还有可能导致肾结石的发生。

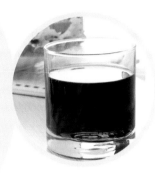

长期喝过多碳酸饮料，不但伤肾，还易引起肥胖。

饮食过咸

高盐食物会导致人体摄入过多盐分，使肾脏负担加重，引起血压升高，进而诱发肾病，甚至出现肾功能衰退。

小病滥用药

俗话说"是药三分毒"，但生活中很多人出现小毛病后喜欢自己给自己"开药"。乱用药不仅会损伤肝脏，还会对肾脏造成负担。

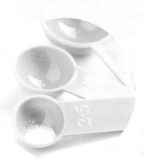

可使用盐勺，有利于控制用盐量。

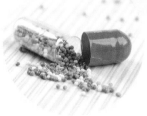

生病时一定要遵医嘱服药，避免滥用药。

判断自己是不是脾肾阳虚

脾肾阳虚是常见的证候，生活中很多人都是此种体质，严重者会影响正常的生活和工作，但及时发现并调理可以避免许多问题。通过了解此种证型的症状，可以判断自己是否相合。

察细节

形寒肢冷，腰膝或下腹冷痛，冬天还没到就已经手脚冰冷，关节疼痛；与周围的人相比，总是穿得厚；稍微吃些寒凉的食物，便易腹泻；很少觉得口渴，并且经常不喝水，但喜热饮；肢体浮肿，易水肿；女性月经推迟、量少或闭经，且容易乳房胀痛、胸闷。

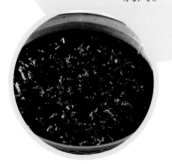

阳虚者往往体寒，喜食热乎的食物。

看面部

面色白无光泽、浮肿，口唇色淡，发量少，经常性掉头发。

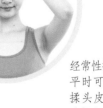

经常性掉头发，平时可以多按揉头皮，促进头部血液循环。

看舌头

舌体颜色较正常舌颜色淡，舌体较正常舌大，伸舌满口，舌苔薄白，舌体两边会有齿痕。胖淡舌是阳气虚弱、水湿内停的表现，多因脾肾阳虚、湿浊内阻。人体内阳气虚弱，温煦、推动的功能受到影响，水液的输布功能减弱，造成舌组织黏膜水肿，血色难以显露，以致舌体胖大而色淡白。

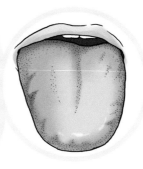

脾肾阳虚者舌体较正常舌头大，舌苔薄白，有齿痕。

观精神

倦怠乏力，少气懒言；肾阳不足会出现腰膝酸软，特别容易腰痛，想睡觉，不愿意动，但是睡醒了还是疲劳。

看二便

小便不利或见小便频数、余沥不尽，或夜尿频多；久泻久痢、五更泄泻、下利清谷。

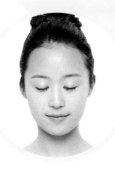

心平气和、闭目养神，也是保养阳气的一个重要方法。

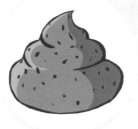

大便中夹杂未消化的食物，多是阳气不足的表现。

调理脾肾的方法

肾主水液，和脾主运化水湿的功能相配合，才能维持体内水液代谢的平衡。因此，脾肾两脏相互依赖，以保证运化水谷精微和水液代谢功能的正常进行。若脾肾久病，耗气伤阳，以致肾阳虚衰不能温养脾阳，或脾阳久虚不能充养肾阳，则最终导致脾肾阳气俱虚，所以需要积极寻找调养方法。

饮食调养

脾肾阳虚多是由长期的不良饮食习惯造成的，所以从饮食上纠正很重要。脾肾阳虚者平日应经常食用一些具有补益肾阳、温暖脾阳作用的食物，如黑米、秋葵、南瓜、鸡肉、鸡蛋等。

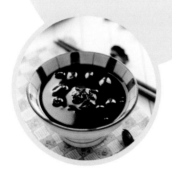

吃有助于补肾的食物。

中药调养

脾肾阳虚者宜选择的中药有鹿茸、杜仲、枸杞子、砂仁、干姜、神曲、谷芽、甘草等，这些中药可健脾益肾，平时可以遵医嘱将这些中药做成药膳或者茶饮服用，对身体很有益处。

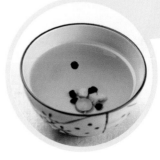

平时可将有健脾益肾作用的中药做成茶饮饮用。

经络穴位调养

日常生活中，可以通过经常按摩或艾灸等方式刺激脾俞穴、涌泉穴、太溪穴、三阴交穴等穴位以促进血液循环、升发阳气、温暖脾肾。

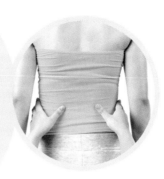

人体有许多有助于健脾养肾的穴位，平时可以经常刺激这些穴位来养脾肾。

生活调养

对于脾肾阳虚的肥胖人群来说，在日常生活中还可以做叩齿、泡脚、揉腹等，对身体很有好处。另外，还可以多做一些有助于补脾肾的运动，锻炼好自己的身体，并且保持身心愉快，也有助于升发阳气。

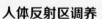

人体反射区调养

脾肾阳虚患者除了可以刺激一些穴位提升阳气外，还可以配合刺激足部肾反射区、手部脾反射区等进行调养，因为这些反射区有助于健脾益肾。

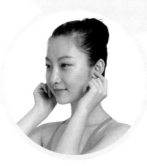

通过按摩脾、肾相对应的反射区可以改善脾肾功能。

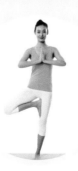

瑜伽、慢跑等运动都有助于补阳气，可以选择适合自己的运动。

这样吃，健脾补肾

黑米

黑米性平，味甘，归脾、胃经，营养丰富，具有很好的滋补和药用价值，能滋阴补肾、健脾益气、开胃、补肝明目，因此被称为"补血米""长寿米"。黑米中含有高质量的蛋白质、丰富的膳食纤维，可促进胃肠道蠕动、食物消化，还有助于分解血管内的脂肪及糖分，并使之排出体外，具有良好的消脂瘦身作用。

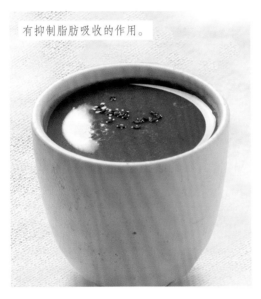

有抑制脂肪吸收的作用。

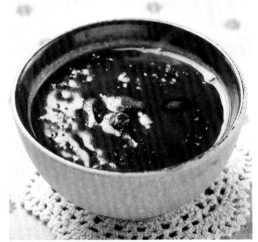

不仅可以补血，还能活血化瘀。

黑米豆浆

原料：黑米 50 克，黄豆 20 克，黑芝麻适量。

1 黄豆、黑米分别洗净，浸泡 4~5 个小时；黑芝麻洗净，无油炒香。

2 把黄豆、黑米放入豆浆机中，加入适量水一同打成豆浆，倒出，撒上黑芝麻即可。

黑米山楂粥

原料：黑米 30 克，大米 20 克，干山楂片适量。

1 大米淘洗干净；黑米洗净，浸泡 4~5 个小时；干山楂片洗净，浸泡 30 分钟左右。

2 锅中加水，依次放入黑米、大米、干山楂片，大火烧开，再转小火煮至米烂粥稠即可。

瘦身食用方式：

煮粥，磨粉皆可，不宜精加工，需煮烂后食用。

挑选技巧：

1. 颗粒饱满，有光泽。

2. 优质的黑米尝起来有一丝丝甜味，而劣质的黑米发酸。

3. 黑米去皮后，内里为乳白色者更佳。

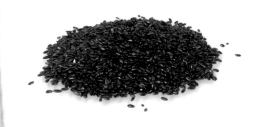

可滋阴补肾，健脾暖胃。

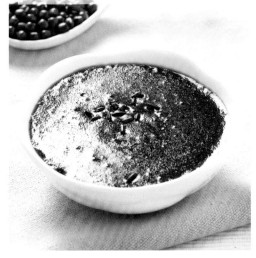

此粥有健脾养颜的功效。

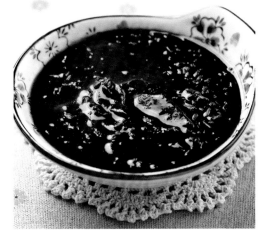

黑米糊

原料：黑米 50 克，赤小豆 30 克，黑芝麻适量。

1 赤小豆、黑米分别洗净，浸泡 4~5 个小时；黑芝麻洗净，无油炒香。

2 将赤小豆、黑米一同放入豆浆机，加适量水一同打成糊状，倒出，再撒上黑芝麻即可。

黑米苹果粥

原料：黑米 50 克，大米 30 克，苹果 30 克。

1 大米淘洗干净；苹果洗净，切块；黑米洗净，浸泡 4~5 个小时。

2 锅中加适量水，放入黑米、大米，大火煮开，再转小火熬煮至粥熟。

3 粥熟后放入苹果块，稍煮片刻即可。

秋葵

秋葵性寒，能利咽通淋、健胃理肠，是高蛋白、低热量食物，对于有瘦身需求的人，食用秋葵不仅可以补充人体所需营养，抵抗疲劳，还不必担忧摄入过多热量。不仅如此，其含有的膳食纤维能促进胃肠蠕动，还可抑制部分脂肪的吸收，有助于瘦身。

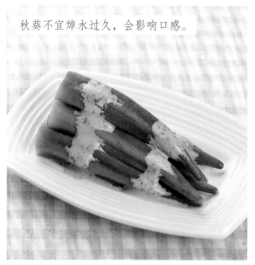

秋葵不宜焯水过久，会影响口感。

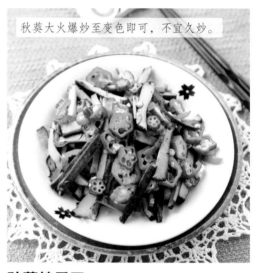

秋葵大火爆炒至变色即可，不宜久炒。

秋葵沙拉

原料：秋葵 200 克，盐、植物油、芝麻酱各适量。

1 清洗秋葵，先用盐搓，去除表面的绒毛，再将蒂部去除。

2 锅中加水烧开，加盐和植物油，放入秋葵，焯 1 分钟后捞出，过凉，捞出，沥干。

3 将秋葵装盘，淋上芝麻酱即可。

秋葵炒香干

原料：秋葵 100 克，香干 80 克，盐、醋、植物油各适量。

1 秋葵洗净，切片；香干切细条。

2 油锅烧热，放入秋葵片和香干条翻炒，炒熟后加盐、醋调味即可。

瘦身食用方式：

凉拌、清炒、煮汤皆可。

挑选技巧：

1. 选择颜色浅、个头小的。
2. 捏根部，若可轻易捏动则较嫩。
3. 绒毛较多则较嫩。

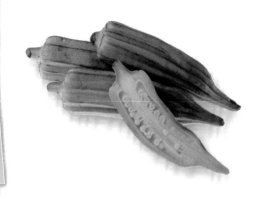

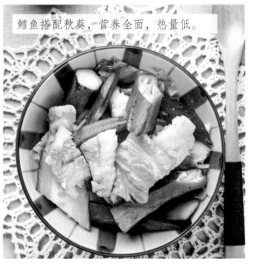

鳕鱼搭配秋葵，营养全面，热量低。

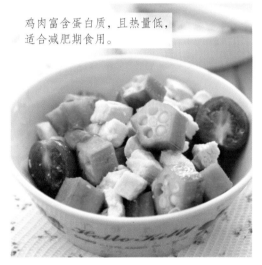

鸡肉富含蛋白质，且热量低，
适合减肥期食用。

秋葵鳕鱼沙拉

原料：秋葵、生菜、黄瓜各 100 克，鳕鱼 50 克，醋、生抽、盐各适量。

1 秋葵洗净，切段；生菜洗净，撕成小片；黄瓜洗净，切片；鳕鱼洗净，切块。

2 秋葵用开水焯熟，捞出；鳕鱼块加盐，用烤箱烤熟。

3 将鳕鱼块、秋葵段、黄瓜片、生菜放入盘中，加入醋、生抽拌匀即可。

秋葵拌鸡肉

原料：秋葵 150 克，鸡肉 70 克，柠檬 1 个，小番茄 100 克，橄榄油、盐适量。

1 柠檬洗净，对半切开，榨汁；鸡肉洗净，切丁；小番茄洗净，对半切开；秋葵洗净，切段。

2 锅中加水烧开，放入秋葵段焯熟，捞出；再放入鸡肉丁氽烫至熟。

3 将鸡肉丁、秋葵段、小番茄放入碗中，加入柠檬汁、橄榄油、盐拌匀即可。

南瓜

南瓜味甘，入脾、胃经，有润肺益气、促进生长、利尿通便、健脾和胃的作用。此外，其含有丰富的胡萝卜素和维生素 C，还含有丰富的膳食纤维，食用南瓜可以增加饱腹感，降低主食的摄入，从而达到减肥的目的。

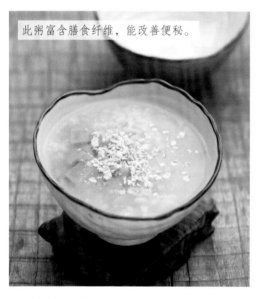

此粥富含膳食纤维，能改善便秘。

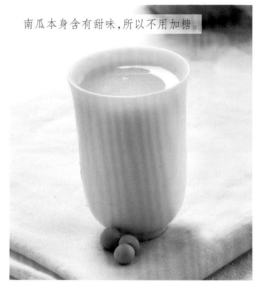

南瓜本身含有甜味，所以不用加糖。

燕麦南瓜粥

原料：燕麦片 20 克，大米 40 克，南瓜 50 克。

1 大米淘洗干净；南瓜去皮，去瓤，洗净，切片。

2 将大米和南瓜片放入锅中，加适量水大火煮沸，转小火煮至熟。

3 放入燕麦片，微煮即可。

南瓜豆浆

原料：黄豆 20 克，南瓜 40 克。

1 黄豆用水浸泡 4~5 个小时，洗净；南瓜去皮，洗净，去瓤，切小块。

2 将黄豆、南瓜块放入豆浆机中，加适量水一同打成豆浆即可。

瘦身食用方式：

可以蒸、煮、炒,代替部分主食食用。

挑选技巧：

1. 颜色越深，纹理越清晰，南瓜就越成熟。

2. 成熟的南瓜往往有一股清香浓郁的味道。

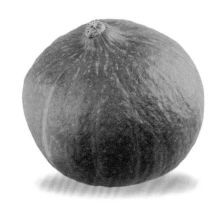

高粱面比白面升糖指数低很多，不易长胖。

可作减肥期间的理想主食。

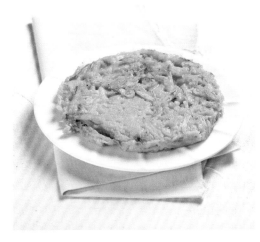

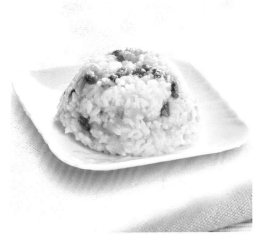

高粱南瓜饼

原料：高粱面粉 150 克，南瓜 100 克，盐适量。

1 南瓜去皮，去瓤，洗净，用擦菜板擦成细丝。

2 高粱面粉加适量温水，放入南瓜丝和成面糊，分成若干面团，制成面饼状。

3 油锅烧热，放面饼烙至两面焦黄即可。

南瓜饭

原料：南瓜 100 克，生燕麦、大米各 50 克，枸杞子适量。

1 南瓜去皮，去瓤，洗净，切块；生燕麦、大米、枸杞子分别洗净。

2 锅中加入适量水，依次放入生燕麦、大米、南瓜块、枸杞子同蒸成饭即可。

鸡肉

　　鸡肉能温中益气、补精填髓、强筋健骨。其含氨基酸、磷、铜以及钾等物质，有助于维持体内酸碱度平衡。此外，鸡肉是典型的高蛋白、低脂肪食物，而且其蛋白质消化率高，容易被人体吸收利用，对有减肥需求的人来说是非常有益的。

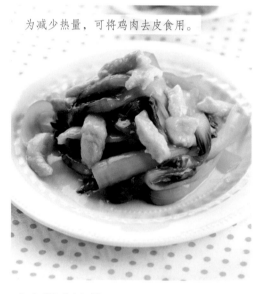

为减少热量，可将鸡肉去皮食用。

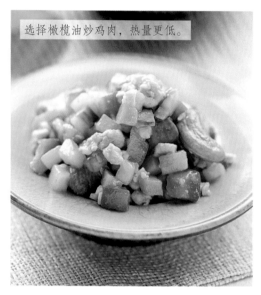

选择橄榄油炒鸡肉，热量更低。

鸡肉扒小油菜

原料：小油菜 100 克，鸡肉 50 克，盐、料酒、蛋清、植物油各适量。

1 小油菜洗净，焯至断生；鸡肉洗净，切条，加盐、料酒、蛋清腌制 15 分钟。

2 油锅烧热，放入鸡肉条炒至变色，放入小油菜继续翻炒，加盐调味即可。

杂蔬鸡肉丁

原料：鸡肉 100 克，黄瓜 1 根，红椒、盐、植物油、生抽各适量。

1 鸡肉洗净，切丁；黄瓜洗净，切丁；红椒去蒂，洗净，去子，切丁。

2 油锅烧热，放入鸡肉丁炒至变色，放入黄瓜丁、红椒丁翻炒，加盐、生抽调味即可。

瘦身食用方式：

炒食、煮粥皆可。

挑选技巧：

1. 相比肉质发红、发黑的鸡肉，颜色发白的鸡肉更佳。

2. 鸡肉表皮微干，不沾手为佳。

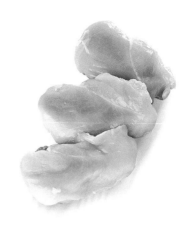

鲍鱼碳水化合物及脂肪含量均不高，适合肥胖人群食用。

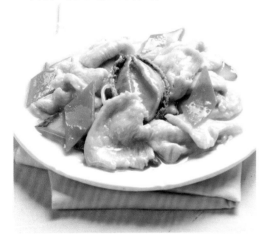

此菜热量低且营养丰富。

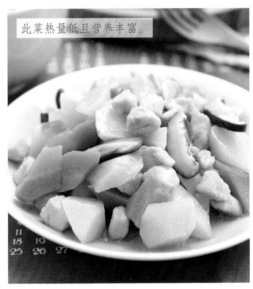

鲍鱼炒鸡片

原料：鸡肉100克，黄瓜、胡萝卜各50克，鲍鱼3个，盐、料酒、蛋清、植物油各适量。

1 鲍鱼清洗干净，取肉；黄瓜、胡萝卜分别洗净，切菱形片；鸡肉洗净，切片，加盐、料酒、蛋清腌制15分钟。

2 油锅烧热，放入鸡肉片炒至变色，放入胡萝卜片、黄瓜片、鲍鱼翻炒，加盐调味即可。

鸡肉炒时蔬

原料：鸡肉100克，土豆1个，鲜香菇70克，胡萝卜50克，盐、料酒、蛋清、植物油各适量。

1 鲜香菇洗净，切片；土豆、胡萝卜分别去皮，洗净，切块；鸡肉洗净，切丁，加盐、料酒、蛋清腌制15分钟。

2 油锅烧热，放入鸡肉丁炒至变色，放入胡萝卜块、土豆块、香菇片翻炒至熟，加盐调味即可。

鸡蛋

中医认为，鸡蛋补肝、脾、肾，能滋阴润燥、补心宁神。此外，鸡蛋中含有较多的维生素 B_2，具有分解脂肪、维持脂类正常代谢的作用。其还含有丰富的 DHA 和卵磷脂，可乳化分解胆固醇、促进血液循环。有痰饮、积滞及宿食内停者慎服。

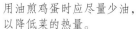

用油煎鸡蛋时应尽量少油，以降低菜的热量。

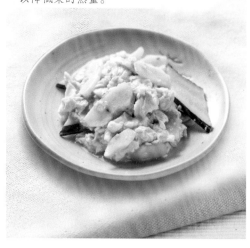

高胆固醇者可以只吃蛋白，不吃蛋黄。

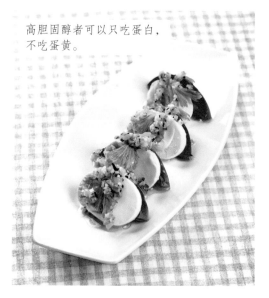

鸡蛋煎荸荠

原料：荸荠 8 个，鸡蛋 1 个，黄瓜 100 克，葱末、姜末、盐、植物油各适量。

1 荸荠去皮洗净，切片，焯烫；黄瓜洗净，切片；鸡蛋打散。

2 锅中油热后，煎鸡蛋块盛出；继续放油烧热，放入葱末、姜末爆香，放入荸荠片、鸡蛋块、黄瓜片炒熟，加盐调味即可。

鸡蛋番茄沙拉

原料：鸡蛋 2 个，生菜、小番茄各 70 克，脱脂酸奶、洋葱各适量。

1 锅中加水，放入鸡蛋煮熟，去壳，对半切开；生菜洗净，撕小片；小番茄洗净，对半切开；洋葱洗净，切丁。

2 将生菜片、小番茄、鸡蛋、洋葱丁如图放入盘中摆放好，倒入脱脂酸奶拌匀即可。

瘦身食用方式：
水煮、炒食皆可，若煎蛋，则宜用
不粘锅无油煎。

挑选技巧：
1. 拿起鸡蛋在耳边轻晃，没有明显
的声音则较新鲜。
2. 蛋壳有光泽者更佳。

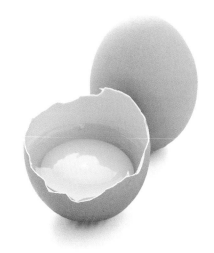

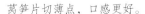

芴笋片切薄点，口感更好。

全麦粉、苦瓜都是低热量
食物，有助于瘦身。

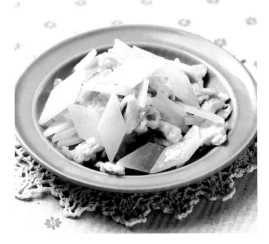

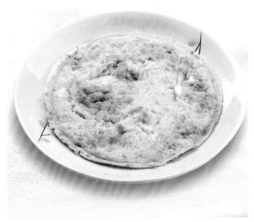

鸡蛋炒芴笋

原料：芴笋 200 克，鸡蛋 2 个，盐、生抽、
植物油各适量。

1 芴笋去皮，洗净，切片；鸡蛋磕入
碗中，打成蛋液。

2 油锅烧热，倒入鸡蛋液煎成块，放
入芴笋片翻炒，加盐、生抽调味即可。

苦瓜鸡蛋饼

原料：苦瓜 200 克，鸡蛋 2 个，全麦面
粉 150 克，植物油、盐各适量。

1 苦瓜洗净，切碎；鸡蛋磕入碗中，打
成蛋液，加入盐、全麦面粉、苦瓜碎
搅成糊状。

2 油锅烧热，倒入适量的面糊摊平，烙
至两面金黄即可。

虾

　　虾味甘、咸，性温，具有补气、补肾壮阳等功效，属于低脂肪、低热量食物，且含有钙、钾、碘、蛋白质等物质，营养丰富。虾不仅是控制热量的好食物，也是预防因瘦身导致身体虚弱的补益食物。有过敏性疾病或皮肤病者忌食。

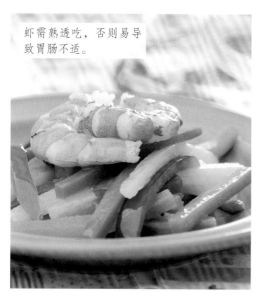

虾需熟透吃，否则易导致胃肠不适。

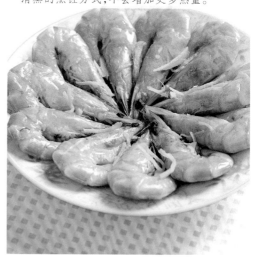

清蒸的烹饪方式，不会增加更多热量。

五彩虾

原料：虾250克，红椒、青椒、白萝卜各50克，胡萝卜80克，盐、植物油各适量。

1 虾去虾线、去头，洗净；白萝卜、胡萝卜洗净，切条；红椒、青椒去蒂，洗净，去子，切条。

2 油锅烧热，放入虾炒至变色，加入红椒条、青椒条、白萝卜条、胡萝卜条，加入盐炒熟即可。

清蒸虾

原料：虾200克，姜10克，盐、料酒各适量。

1 虾去虾线，洗净；姜洗净，切丝。

2 将虾放入容器中，均匀地撒上姜丝、盐，倒入料酒，隔水蒸熟即可。

瘦身食用方式：

剔除虾线后蒸、炒等皆可。

挑选技巧：

1. 虾身透亮，颜色青白或青绿。

2. 头与躯体紧密连接，须足无损，肉质硬实有韧性。

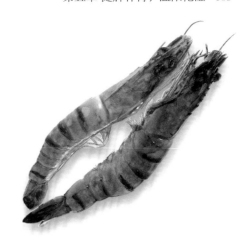

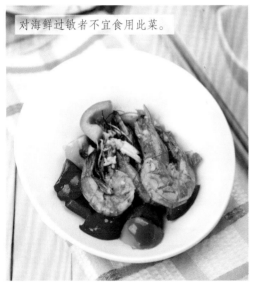

对海鲜过敏者不宜食用此菜。

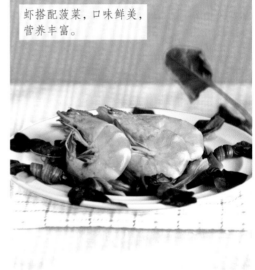

虾搭配菠菜，口味鲜美，营养丰富。

蒜香虾

原料：虾 150 克，红椒、青椒各 50 克，蒜末、姜丝、盐、料酒、植物油各适量。

1 虾去虾线，洗净；红椒、青椒分别去蒂，洗净，去子，切块。

2 油锅烧热，放入蒜末煸炒片刻，盛出。将虾放入盘中，加入红椒块、青椒块，倒入料酒、盐、蒜末、姜丝，隔水蒸熟即可。

菠菜虾

原料：菠菜 150 克，虾 200 克，调味汁适量。

1 将菠菜洗净，用开水焯烫，沥干水分装盘叠成菠菜卷。

2 将虾去虾线，洗净，放水中煮熟。将煮好的虾放在菠菜卷顶部，淋上适量调味汁即可。

牡蛎

　　牡蛎又叫生蚝，味咸，性凉，能益胃生津、补肾益精、化痰软坚、宁心安神、提高免疫力、强壮骨骼。牡蛎蛋白质含量高，适量摄入可以让人有长时间的饱腹感。牡蛎肉味鲜美，营养全面，兼能"细肌肤，美容颜"，并能降血压，因而被称为"海底牛奶"。

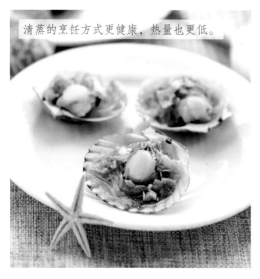

清蒸的烹饪方式更健康，热量也更低。

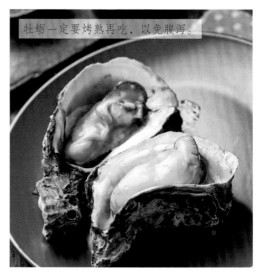

牡蛎一定要烤熟再吃，以免腹泻。

蒜香牡蛎

原料：牡蛎 3 个，蒜、生抽、醋、粉丝各适量。

1 蒜去皮，切末；牡蛎处理干净；粉丝泡发。

2 粉丝放入牡蛎壳内，将蒜末、生抽、醋混合成调味汁，淋在牡蛎肉上。

3 放入蒸锅，隔水蒸至牡蛎肉熟透即可。

原味烤牡蛎

原料：牡蛎 5 个，生抽、醋各适量。

1 牡蛎处理干净；生抽、醋合成调味汁。

2 烤箱预热，烤盘上铺一层锡纸，放上牡蛎，均匀地淋上调味汁，放入烤箱内烤熟即可。

瘦身食用方式：

清蒸、烤制皆可。

挑选技巧：

1. 宜选贝壳的接缝处密合、紧密的。

2. 拿起两个牡蛎对敲，若声音比较空洞，则说明壳里面的肉有可能已经脱水，不宜选购。

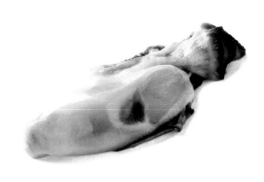

富含蛋白质，可为人体补充能量。

宜用大火快炒牡蛎以保持其鲜嫩。

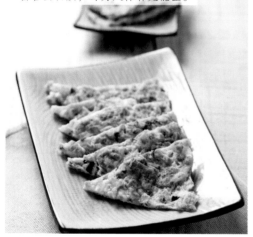

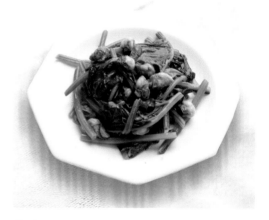

牡蛎煎蛋

原料：牡蛎5个，鸡蛋2个，料酒、盐、植物油各适量。

1 取牡蛎肉洗净，放入碗中，加入料酒、盐腌制；鸡蛋磕入碗中，加适量温水，打成蛋液；牡蛎肉切碎，放入蛋液中，再加盐搅匀。

2 油锅烧热，倒入鸡蛋液，小火慢煎至鸡蛋成型、牡蛎肉熟，盛出后切成三角形状即可。

菠菜炒牡蛎

原料：菠菜100克，牡蛎肉30克，料酒、盐、植物油各适量。

1 取牡蛎肉放入碗中，加入料酒、盐腌制去腥。

2 菠菜洗净，切段，放入沸水中焯至断生。

3 油锅烧热，放入牡蛎肉翻炒至熟，再放入菠菜段继续翻炒，加盐调味即可。

三文鱼

　　三文鱼刺少，肉质细嫩鲜美，既可烹制菜肴，又可直接生食，是深受人们喜爱的鱼类之一。三文鱼营养丰富，可以提高免疫力、预防贫血，有滋阴润燥、补肾壮阳、暖胃和中功效。富含不饱和脂肪酸、矿物质，有促进甘油三酯等多余脂肪代谢的作用，很适合减肥者食用。

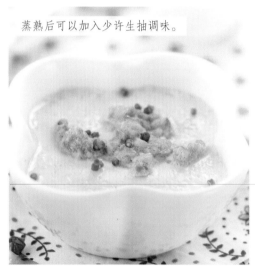
蒸熟后可以加入少许生抽调味。

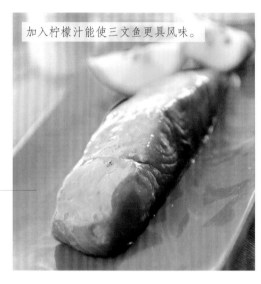
加入柠檬汁能使三文鱼更具风味。

三文鱼蒸蛋

原料：鸡蛋1个，三文鱼70克，葱花、盐、料酒各适量。

1 三文鱼肉洗净，切碎。

2 鸡蛋磕入碗中，打成蛋液，放入三文鱼碎、盐、料酒，隔水蒸熟，撒上葱花即可。

柠香三文鱼

原料：三文鱼100克，柠檬半个，蒜末、盐各适量。

1 三文鱼肉洗净，沥干，放入容器中，撒盐、蒜末；柠檬洗净榨汁。

2 烤箱预热，烤箱盘上铺一层锡纸，将三文鱼放入烤箱内烤熟，淋上柠檬汁即可。

瘦身食用方式：

新鲜三文鱼可生食；解冻的三文鱼不宜生食，可蒸、烤制等。

挑选技巧：

1. 新鲜三文鱼颜色鲜亮发红，带有清晰的白色纹路。
2. 摸上去感觉有弹性。

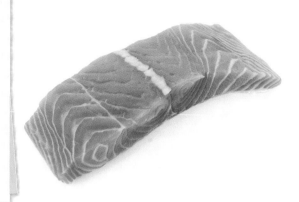

三文鱼易熟，烤制时间不宜过长。

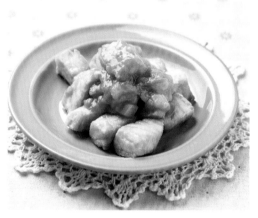

爽滑可口，适合肥胖人群食用。

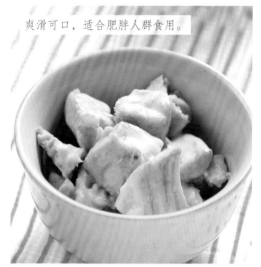

番茄三文鱼

原料：番茄 1 个，三文鱼 100 克，盐、植物油各适量。

1 番茄洗净，切块；三文鱼肉洗净，切小块。

2 烤箱预热，烤盘上铺一层锡纸，放上三文鱼块，放入烤箱内烤熟。

3 油锅烧热，放入番茄煸炒至呈泥状，加盐炒匀，盛出。将三文鱼块放入盘中，倒入番茄泥拌匀即可。

酸奶三文鱼

原料：三文鱼 100 克，脱脂酸奶、盐各适量。

1 三文鱼肉洗净，切小块。

2 烤箱预热，烤盘上铺一层锡纸，放上三文鱼块，撒上盐，放入烤箱内烤熟。

3 将三文鱼块放入盘中，倒入脱脂酸奶搅匀即可。

健脾补肾的家用中药
鹿茸

鹿茸味甘、咸，性温，归肾、肝经，可壮肾阳、益精血、强筋骨、调冲任，是很好的补肾中药。脾肾阳虚型肥胖人群适量服用鹿茸，有助于补肾益气，促进气血运行，帮助减肥。

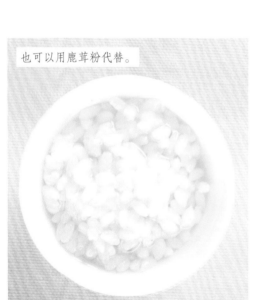

也可以用鹿茸粉代替。

鹿茸粥

原料：大米 50 克，鹿茸片适量。

制法：鹿茸片水煎取汁；大米洗净，放入锅中，加鹿茸水同煮成粥即可。

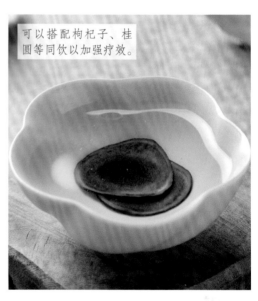

可以搭配枸杞子、桂圆等同饮以加强疗效。

鹿茸茶

原料：鹿茸片适量。

制法：将鹿茸片放入杯中，用开水冲服，30 日为 1 个疗程。

杜仲

　　杜仲味甘，性温，归肝、肾经，可以补益肝肾，强筋壮骨。杜仲中含有的有效成分可以促进新陈代谢，利尿、降压、抗炎。适量服用杜仲，可降低人体皮下及内脏周围的脂肪含量，从而达到减肥效果。另外，杜仲有很好的降血脂功效，对于肥胖兼高血脂人群很有益处。阴虚火旺者慎服。

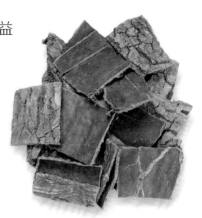

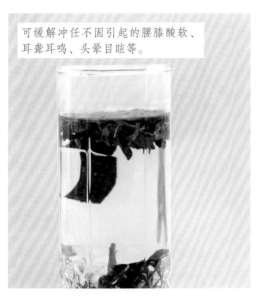

可缓解冲任不固引起的腰膝酸软、耳聋耳鸣、头晕目眩等。

杜仲茶

原料：杜仲5克，绿茶3克。

制法：以上2味同放入茶壶，沸水冲泡，频饮。

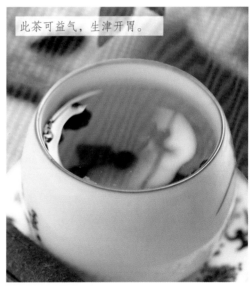

此茶可益气，生津开胃。

杜仲五味子茶

原料：杜仲10克，五味子9克。

制法：以上2味同放入茶壶，沸水冲泡10分钟。

枸杞子

枸杞子味甘，性平，归肝、肾经，是滋阴养肾、润肺、补肝、明目的佳品。脾肾阳虚型肥胖人群适量食用枸杞子可以滋补脾肾，调节机体免疫力。枸杞子可以搭配其他有益肾健脾作用的中药泡茶喝，平时做汤、粥的时候也可以适当加些枸杞子。泄泻、脾胃虚寒、外邪实热者忌服。

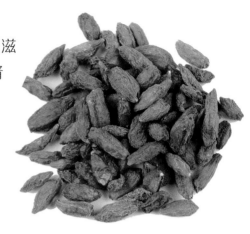

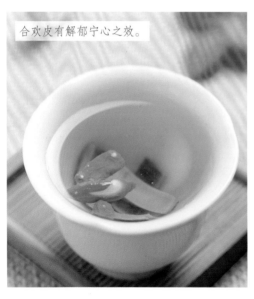

合欢皮有解郁宁心之效。

枸杞子合欢皮茶

原料：合欢皮 5 克，枸杞子 3 克。

制法：以上 2 味同放入锅中，加水稍加煎煮即可。

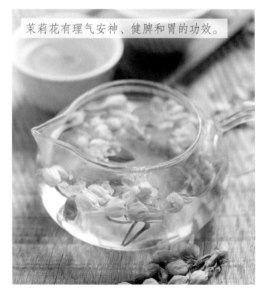

茉莉花有理气安神、健脾和胃的功效。

枸杞子茉莉花茶

原料：茉莉花 10 克，枸杞子 3 克。

制法：以上 2 味同放入茶壶，沸水冲泡即可。

砂仁

砂仁味辛，性温，归脾、胃经，有健脾化湿、消食益肾、温中行气的功效，可用于湿阻或气滞所致的肥胖、脘腹胀痛，尤其对寒湿气滞效果较佳。脾胃虚寒者再加上气滞、湿阻的影响很容易造成脾运化失常，导致吃进去的食物不易消化，再加上气血不畅，易形成肥胖。适量吃砂仁可以缓解脾湿气滞。

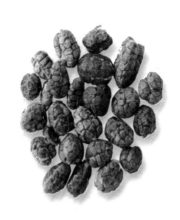

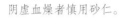
此粥有健脾胃、助消化等功效。

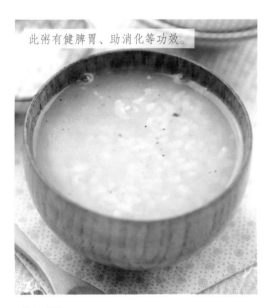

阴虚血燥者慎用砂仁。

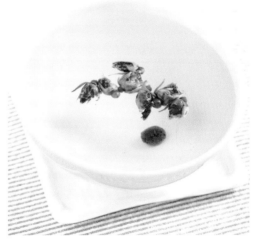

砂仁粥

原料：砂仁 5 克，大米 100 克。

制法：将砂仁洗净，放入砂锅中，加适量水，水煎取汁。大米淘洗干净，煮粥，待粥熟时倒入砂仁汁，煮沸即可。

砂仁胡椒玫瑰汤

原料：玫瑰花 6 克，砂仁、胡椒、冰糖各适量。

制法：将胡椒研碎，同玫瑰花、砂仁一起放入杯中，加入沸水冲泡，再加盖闷约 10 分钟，放入冰糖调匀即可。

干姜

干姜味辛辣,性热,能温中散寒、回阳通脉、燥温消痰。《药性论》云其能"通四肢关节,开五脏六腑"。干姜能够健脾益胃,帮助排出体内的湿寒之气。便秘者如果将干姜加蜂蜜搭配食用,可以促进肠胃的蠕动,排出毒素和垃圾,帮助肥胖人群减肥。阴虚内热、血热妄行者忌服,孕妇慎用。

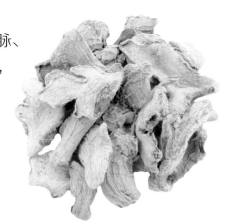

此茶可燥湿温中,祛湿暖胃。

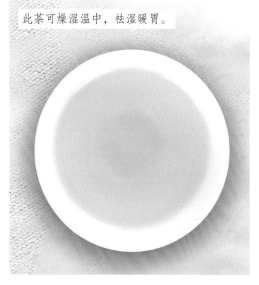

咽喉肿痛、上火期间不宜饮用此粥。

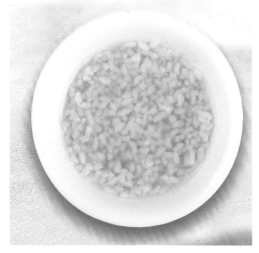

干姜绿茶

原料:干姜、绿茶各6克。

制法:干姜、绿茶放入杯中,用沸水冲泡即可。

干姜大米粥

原料:干姜5克,大米80克。

制法:干姜洗净,水煎取汁,加大米煮成粥即可。

神曲

　　神曲味甘、辛，性温，无毒，归脾、胃经，具有健脾和胃、消食化积的功效，可用于治疗因饮食停滞、消化不良、脘腹胀满引起的肥胖。神曲可以煎汤，也可以做药膳。孕妇慎服，胃肠过弱者忌服。

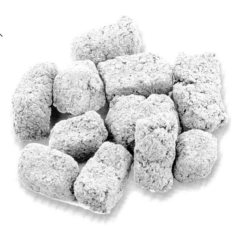

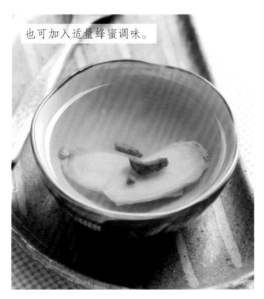

也可加入适量蜂蜜调味。

神曲姜茶

原料：生姜2片，神曲5克。

制法：将两者一同放入砂锅中，加水煮沸，代茶饮用2~3次。

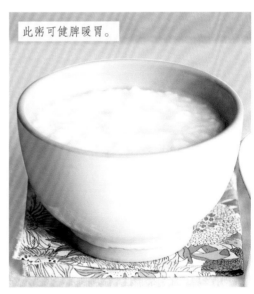

此粥可健脾暖胃。

神曲粥

原料：神曲15克，大米适量。

制法：将神曲捣碎，煎取药汁后去渣，放入大米，一同煮成粥即可。

谷芽

谷芽味甘,归脾经、胃经,有健脾开胃、消食下气的功效,可用于治疗脾不运化、消化不良引起的肥胖、纳呆、腹胀等。生谷芽主要用于消食,炒谷芽主要用于健胃,焦谷芽消食作用更强,可以根据自己的实际情况进行选择。胃下垂者忌用。

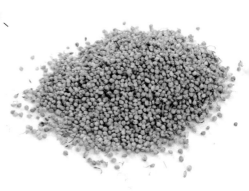

此茶可健脾,清热降燥。

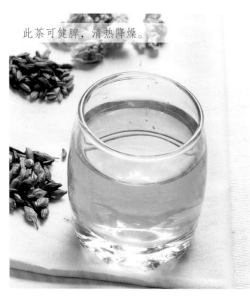

不宜用鲜橘皮泡茶喝。

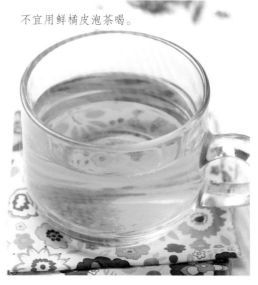

二芽菊花茶

原料:麦芽、谷芽各30克,白菊花2朵。

制法:将麦芽与谷芽放入锅中,文火炒至黄色,取出放凉。将焦谷芽、焦麦芽与白菊花放入杯中,沸水冲泡,去渣取汁饮用。

橘皮谷芽茶

原料:干橘皮、谷芽各10克。

制法:以上2味放入锅中,加水煎汤,去渣取汁即可。

甘草

　　甘草有补脾益气的作用，补五劳七伤、一切虚损，可用于治疗脾胃虚弱引起的肥胖、腹胀、便溏，伴有气短、少气懒言、疲倦等症状；还可以通九窍、利百脉，治疗心气虚引起的心胸隐痛、面色淡白、胸闷气短。脾虚人群适量喝甘草茶或者食用甘草做成的药膳，可健脾益气，促进新陈代谢，从而起到瘦身的作用。

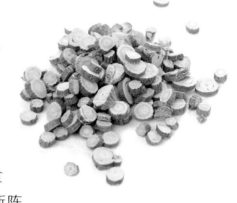

此茶有补脾气、疏肝气的功效。

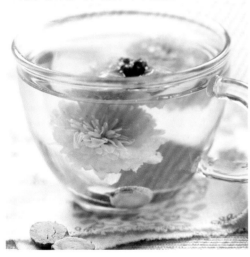

菊花甘草茶

原料：甘草、菊花各6克。

制法：将甘草、菊花放入杯中，加入沸水冲泡即可。

不但能健脾，还可以补气血。

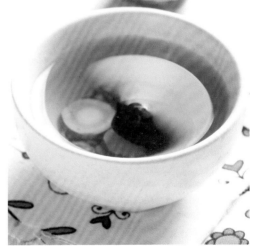

甘麦大枣饮

原料：甘草5克，小麦20克，大枣适量。

制法：将甘草、小麦、大枣一起放入锅中，煎煮取汁即可。

刺激经络穴位健脾补肾

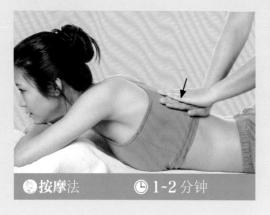

按摩法　　　1~2分钟

脾俞穴

脾俞穴归属足太阳膀胱经，为脾气输注之处，是治疗脾脏疾病的关键穴位。刺激脾俞穴可以养护脾胃，从而保证气血顺利生成。

按摩方法：用两手手掌叠加，按压脾俞穴1~2分钟。

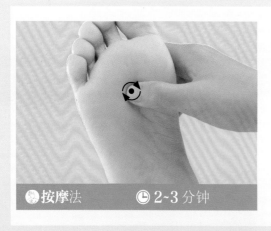

按摩法　　　2~3分钟

涌泉穴

按摩涌泉穴具有益精补肾、滋养五脏六腑的作用，为人体长寿大穴之一，经常按摩此穴位还有助于健脾益肾、固本培元，肾水如泉水一样向上涌来。

按摩方法：用拇指指腹按揉涌泉穴2~3分钟。

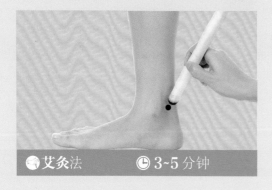

艾灸法　　　3~5分钟

太溪穴

太溪穴是肾经的原穴，也就是肾脏的元气所居之处，在内踝与跟腱之间的凹陷处，有"决生死，处百病"的作用。刺激太溪穴有滋肾阴、补肾气、壮肾阳的功能，为调理肾气虚损之要穴。

艾灸方法：点燃艾条，距离皮肤3~5厘米，温和灸太溪穴3~5分钟。

三阴交穴

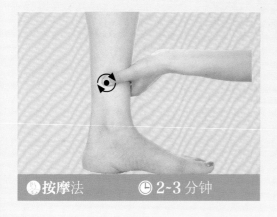

按摩法　⏱ 2~3 分钟

　　三阴交穴是肝、脾、肾三经交会的穴位，古人常说"脾统血，肝藏血，肾生血"，因此经常按摩三阴交穴，可以调补肝、脾、肾三经的气血。三经气血调和，则先天之精旺盛，后天气血充足，血液循环加快，就能加速排出体内废气，帮助瘦身。

　　按摩方法：用拇指指腹按揉三阴交穴 2~3 分钟，可两侧交替进行。

手部肾反射区

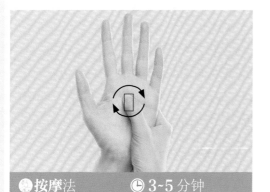

按摩法　⏱ 3~5 分钟

　　肾反射区是肾虚者的"补药"，经常刺激手部肾反射区对因肾虚引起的腰痛、水肿、肾虚型肥胖都有帮助。

　　按摩方法：用拇指指腹或食指指关节重力揉按手部肾反射区 3~5 分钟。

足部脾反射区

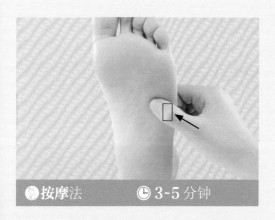

按摩法　⏱ 3~5 分钟

　　经常刺激足部脾反射区对脾虚引起的一系列不适均有帮助，如消化不良、肥胖等。

　　按摩方法：用拇指指腹按压足部脾反射区，按压 3~5 分钟。

生活调养健脾补肾

对于脾肾阳虚型的肥胖人群来说，日常生活中要多注意养脾肾。只有将脾肾补好了，阳气充足了，水液代谢正常了，瘦身就容易多了。

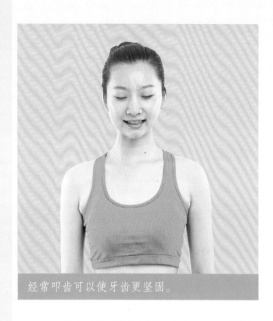

经常叩齿可以使牙齿更坚固。

叩齿

食物需要先经过牙齿的咀嚼才能到达胃部，一方面牙齿能将食物磨碎，减少脾胃的负担；另一方面在咀嚼的过程中，可促进酶的分泌，来帮助消化。若是牙齿不好，自然会影响到脾胃的消化吸收功能，时间长了就会导致脾胃虚弱。平时要经常锻炼牙齿的功能，可用叩齿的方法。叩齿的要领是摒除杂念，全身放松，口唇轻闭，上下牙齿有节律地互相轻轻叩击 30~50 次。

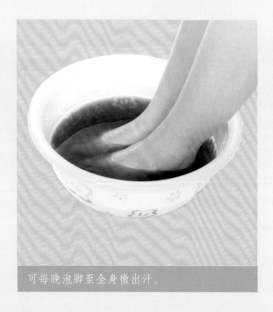

可每晚泡脚至全身微出汗。

用艾叶水泡脚

艾叶能起到抑菌、杀菌作用，也有暖脾胃、除寒功效。用艾叶水泡脚能促进脚部气血循环，同时还能刺激足部的脾经、胃经，助寒邪宣发，使脾胃温暖。

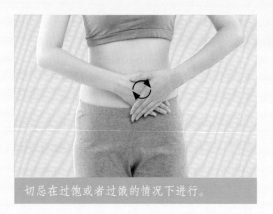

切忌在过饱或者过饿的情况下进行。

揉腹

　　脾虚的人经常揉腹，可促进消化，增强脾胃的气血化生功能。双手交叠放在肚脐，顺时针反复按揉即可。每次按揉3~5分钟，可每天坚持。

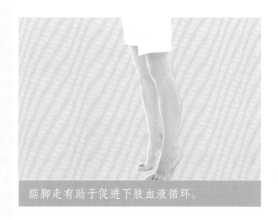

踮脚走有助于促进下肢血液循环。

踮脚走

　　在人体的大腿内侧，有三条阴经通过，分别是足太阴脾经、足厥阴肝经、足少阴肾经。经常踮脚走路，通过脚尖着力，拉伸腿部肌肉，可对这三条经脉产生刺激，促进这三条经脉的气血运行，从而有利于激发或升发阳气，发挥补肾固元、填髓益精的作用。另外，踮脚走路还可促进下肢血液循环。

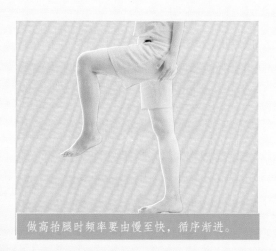

做高抬腿时频率要由慢至快，循序渐进。

高抬腿

　　长期坚持做高抬腿运动可增强肾功能，还可塑形减肥。做时要：1.身体直立，双脚分开与肩同宽，双手在身体两侧自然下垂。2.将右膝抬起至腰部高度。3.将右脚放回地面，然后将左膝抬起至腰部高度。双腿交替重复动作。

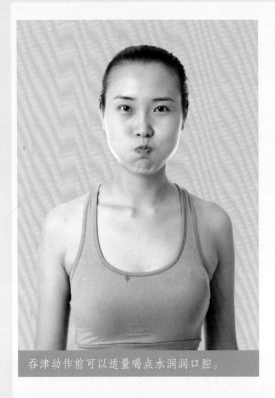

吞津动作前可以适量喝点水润润口腔。

吞津养肾

中医认为，唾液是人体重要的津液之一。肾为水脏，主一身的津液，而唾液是肾的精气所化。日常的唾液不要随意吐出去，而要吞咽下去。李时珍有言："人能终日不唾，则精气常留，颜色不槁；若久唾，则损精气，成肺病，皮肤枯涸。"这句话是说，珍惜唾液能养颜养精气，不珍惜唾液容易引起肺病，皮肤也会干燥。这里给大家介绍一个日常养肾的好方法：每天洗漱后，用舌尖顶着上腭，直到唾液填满口腔。然后搅动舌头，将唾液缓缓咽下，以养肾精、补肺气。

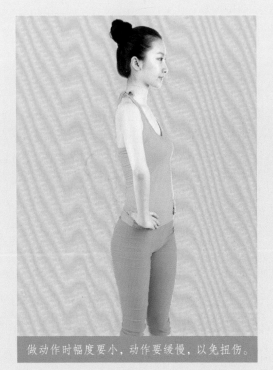

做动作时幅度要小，动作要缓慢，以免扭伤。

晃动腰身

很多人说"腰好肾就好"，这是有一定道理的。因为腰为肾之府，若长期出现腰酸症状，就要考虑是不是肾出现了问题，比如肾虚。因此，护腰就是护肾，活动腰身也可以刺激到肾。方法：自然站立，双手叉腰，呼吸均匀，缓慢向左晃动腰身30~50次，再向右晃动30~50次，晃动时划圈，头部亦随之而缓慢晃动。早晚各练一次，不但能补肾，对瘦腰、瘦小腹也有好处。